全国卫生职业教育实验实训"十三五"规划教材

供口腔医学、口腔医学技术、口腔护理专业使用

全口义齿工艺技术

主编 黄呈森 林 欣

北京科学技术出版社

图书在版编目（CIP）数据

全口义齿工艺技术 / 黄呈森，林欣主编 . —北京：北京科学技术出版社 , 2017.8

全国卫生职业教育实验实训"十三五"规划教材：供口腔医学、口腔医学技术、口腔护理专业使用

ISBN 978-7-5304-8971-0

Ⅰ . ①全… Ⅱ . ①黄… ②林… Ⅲ . ①义齿学—高等职业教育—教材 Ⅳ . ① R783.6

中国版本图书馆 CIP 数据核字（2017）第 062118 号

全口义齿工艺技术

主　　编：黄呈森　林　欣
责任编辑：周　珊
责任校对：贾　荣
责任印制：李　茗
封面设计：昇一设计
版式设计：天露霖文化
出 版 人：曾庆宇
出版发行：北京科学技术出版社
社　　址：北京西直门南大街16号
邮政编码：100035
电话传真：0086-10-66135495（总编室）
　　　　　0086-10-66113227（发行部）　0086-10-66161952（发行部传真）
电子信箱：bjkj@bjkjpress.com
网　　址：www.bkydw.cn
经　　销：新华书店
印　　刷：三河市国新印装有限公司
开　　本：787mm×1092mm　　1/16
字　　数：173千字
印　　张：7.75
版　　次：2017年8月第1版
印　　次：2017年8月第1次印刷
ISBN 978-7-5304-8971-0/ R・2281

定　　价：68.00 元

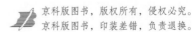

教材评审委员会

张宗伟（枣庄职业学院）

张海峰（扎兰屯职业学院）

陈华生（漳州卫生职业学院）

郎庆玲（黑龙江省林业卫生学校）

屈玉明（山西职工医学院）

胡景团（河南护理职业学院）

郭积燕（北京卫生职业学院）

戴艳梅（天津市口腔医院）

秘书长

马菲菲（天津医学高等专科学校）

林　欣（天津市口腔医院）

副秘书长

郭怡熠（天津市口腔医院）

委　员（以姓氏笔画为序）

马玉宏（黑龙江护理高等专科学校）

毛　静（枣庄科技职业学院）

方会英（枣庄职业学院）

刘巧玲（黑龙江省林业卫生学校）

苏光伟（安阳职业技术学院）

李　涛（石家庄医学高等专科学校）

张　华（扎兰屯职业学院）

胡雪芬（大兴安岭职业学院）

顾长明（唐山职业技术学院）

高巧虹（漳州卫生职业学院）

高秋香（山西职工医学院）

黄呈森（承德护理职业学院）

曹聪云（邢台医学高等专科学校）

梁　萍（北京卫生职业学院）

葛秋云（河南护理职业学院）

董泽飞（邢台医学高等专科学校）

熊均平（河南漯河医学高等专科学校）

视频审定专家（以姓氏笔画为序）

王　琳（北京大学口腔医院）

王　霄（北京大学第三医院）

王伟健（北京大学口腔医院）

牛光良（北京中西医结合医院）

冯小东（北京同仁医院）

冯向辉（北京大学口腔医院）

冯培明（北京中医药大学附属中西医结合医院）

成鹏飞（中国中医科学院眼科医院）

刘　刚（北京中医药大学附属中西医结合医院）

刘建彰（北京大学口腔医院）

刘静明（北京同仁医院）

李靖桓（首都医科大学附属北京口腔医院）

杨海鸥（北京同仁医院）

张　楠（首都医科大学附属北京口腔医院）

陈志远（北京同仁医院）

郑树国（北京大学口腔医院）

胡菁颖（北京大学口腔医院）

祝　欣（北京大学口腔医院第二门诊部）

姚　娜（北京大学口腔医院第二门诊部）

熊伯刚（北京中医药大学附属中西医结合医院）

编者名单

主　编　黄呈森　林　欣

副主编　赵立军　孙　曜

　　　　邢青霞　赵志华

编　者（以姓氏笔画为序）

　　　石　娟（河南护理职业学院）

　　　邢青霞（邢台医学高等专科学校）

　　　孙　曜（天津市口腔医院）

　　　武会敏（山西省中医学校）

　　　林　欣（天津市口腔医院）

　　　孟　琨（河南护理职业学院）

　　　赵立军（天津市口腔医院）

　　　赵志华（唐山职业技术学院）

　　　胡　佳（天津市口腔医院）

　　　黄呈森（承德护理职业学院）

前　言

　　《全口义齿工艺技术》是根据国家"十三五"职业教育改革的精神，为适应新形势下全国口腔高职高专教育发展的需求，结合口腔医学技术专业的培养目标和教学要求编写而成。本书是"全国卫生职业教育实验实训'十三五'规划教材（供口腔医学、口腔医学技术、口腔护理专业使用）"系列教材之一，也可作为从事口腔医学技术工作的专业人员和口腔医务工作者的参考用书。

　　本教材作为"十三五"规划教材丛书中的一部，是根据全国高职高专学校教材《全口义齿工艺技术（第3版）》，参考全国高等学校教材《口腔修复学（第4版）》《口腔解剖生理学（第4版）》《𬌗学（第4版）》教材及其他国内外相关教材编写而成，包含个别托盘的制作、模型灌注、排牙、全口义齿的装盒等实训内容。全书共有15个实训项目，包括实训文字和视频两部分。其中，实训文字部分设有案例导入、技术操作及测试题等内容。案例导入大多以设计（任务）单的形式导入，明确了实训任务和目的，增强了学生的创作欲望及其责任感和使命感。技术操作环节目的明确，操作规程以流程图形式讲解，清晰明了。测试题环节，既便于学生了解前沿知识，又利于学生进一步巩固其所学知识。每个实训内容均配备完整的视频，由一个大流程及若干个分视频组成，充分利用现代化教学技术，集文字、图片、声音、动画、演示为一体，让学生直观地掌握全口义齿工艺技术的基本实训操作，对提高学生实践技能起到重要作用。

　　在教材的编写过程中，我们广泛征求了多所医院及义齿加工中心相关专家的意见和建议。在编写内容上，我们努力做到实训文字和配套视频相结合，科学性、实用性、先进性、创新性和可靠性相结合，深入浅出，化繁为简，贴近学生的心理、迎合学生的兴趣，达到学生自觉求知的目的；同时紧贴国家《口腔执业（助理）医师考试大纲》及《口腔修复工国家职业标准和考试大纲》的要求，使教材更具有实用性，体现了高职高专教育的特色。

参加教材的编者均为从事教学、临床一线的"双师型教师"，他们多为当地该专业的学科带头人或优秀人才，具有丰富的教学和临床工作经验。即便如此，本教材难免存在诸多缺点和不足，恳请各位同仁和读者给予批评指正，以便及时修正。

感谢天津市口腔医院、天津医学高等专科学校及其他参编单位在本教材编写过程中给予的大力支持，同时对为本教材编写提供帮助以及使用本教材并提出宝贵意见的院校和同仁表示衷心的感谢。

黄呈森

2017 年 2 月

目 录

实训一

无牙上颌解剖标志的识别

扫描二维码，观看操作视频

案例导入

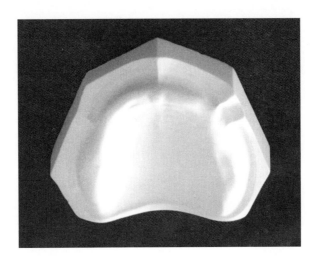

记忆链接

　　牙列缺失患者的上颌称为无牙上颌。牙列缺失后，口腔内的牙槽嵴会吸收萎缩，上颌弓向上、向内吸收，逐渐变小，牙槽嵴变窄、变低，面颊部软组织塌陷，皱纹增多，舌体变大，黏膜变薄，敏感性增强，系带附着位置与牙槽嵴顶之间的距离变近。这些变化与义齿的修复关系密切。掌握无牙上颌各部位的解剖结构特点，可为全口义齿的成功修复奠定基础。

技术操作

一、目的

　　无牙颌的解剖标志与全口义齿的制作有密切的关系。掌握并合理应用无牙颌各部位的解剖结构特点，是全口义齿成功修复的基本条件。

二、操作规程

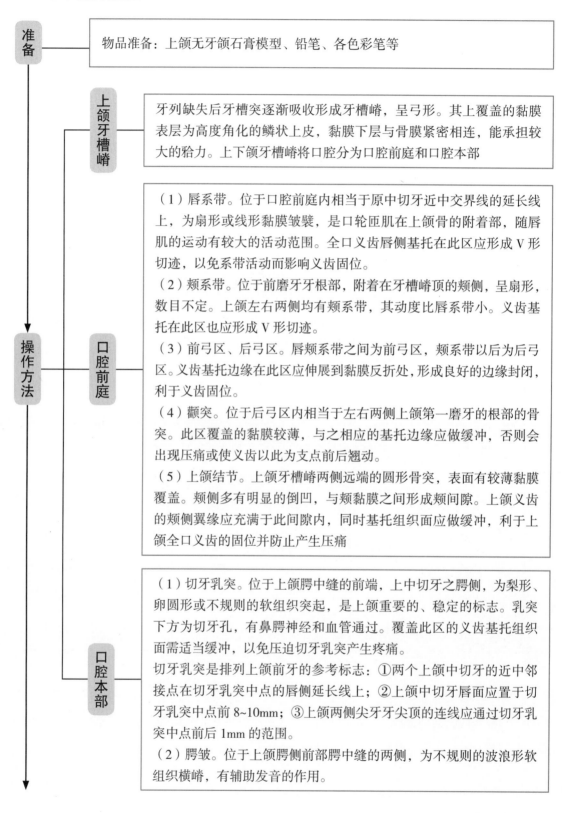

| 准备 | | 物品准备：上颌无牙颌石膏模型、铅笔、各色彩笔等 |

上颌牙槽嵴

牙列缺失后牙槽突逐渐吸收形成牙槽嵴，呈弓形。其上覆盖的黏膜表层为高度角化的鳞状上皮，黏膜下层与骨膜紧密相连，能承担较大的拾力。上下颌牙槽嵴将口腔分为口腔前庭和口腔本部

口腔前庭

（1）唇系带。位于口腔前庭内相当于原中切牙近中交界线的延长线上，为扇形或线形黏膜皱襞，是口轮匝肌在上颌骨的附着部，随唇肌的运动有较大的活动范围。全口义齿唇侧基托在此区应形成 V 形切迹，以免系带活动而影响义齿固位。

（2）颊系带。位于前磨牙牙根部，附着在牙槽嵴顶的颊侧，呈扇形，数目不定。上颌左右两侧均有颊系带，其动度比唇系带小。义齿基托在此区也应形成 V 形切迹。

（3）前弓区、后弓区。唇颊系带之间为前弓区，颊系带以后为后弓区。义齿基托边缘在此区应伸展到黏膜反折处，形成良好的边缘封闭，利于义齿固位。

（4）颧突。位于后弓区内相当于左右两侧上颌第一磨牙的根部的骨突。此区覆盖的黏膜较薄，与之相应的基托边缘应做缓冲，否则会出现压痛或使义齿以此为支点前后翘动。

（5）上颌结节。上颌牙槽嵴两侧远端的圆形骨突，表面有较薄黏膜覆盖。颊侧多有明显的倒凹，与颊黏膜之间形成颊间隙。上颌义齿的颊侧翼缘应充满于此间隙内，同时基托组织面应做缓冲，利于上颌全口义齿的固位并防止产生压痛

口腔本部

（1）切牙乳突。位于上颌腭中缝的前端，上中切牙之腭侧，为梨形、卵圆形或不规则的软组织突起，是上颌重要的、稳定的标志。乳突下方为切牙孔，有鼻腭神经和血管通过。覆盖此区的义齿基托组织面需适当缓冲，以免压迫切牙乳突产生疼痛。

切牙乳突是排列上颌前牙的参考标志：①两个上颌中切牙的近中邻接点在切牙乳突中点的唇侧延长线上；②上颌中切牙唇面置于切牙乳突中点前 8~10mm；③上颌两侧尖牙牙尖顶的连线应通过切牙乳突中点前后 1mm 的范围。

（2）腭皱。位于上颌腭侧前部腭中缝的两侧，为不规则的波浪形软组织横嵴，有辅助发音的作用。

左侧纵向标签：准备、操作方法

		（3）上颌硬区。位于上腭中部的前份，骨组织呈嵴状隆起，表面覆盖的黏膜较薄，故受压后易产生疼痛。该区的基托组织面应适当缓冲，以防产生压痛并可防止由此而产生的义齿左右翘动或折裂。 （4）腭小凹。位于上腭中缝后部的两侧，软硬腭连接处的稍后方，是口内黏液腺导管的开口，多为并列的 2 个，左右各一，上颌全口义齿的后缘应在腭小凹后 2mm。 （5）颤动线。位于软腭与硬腭交界的部位，分前颤动线和后颤动线。前颤动线在硬腭与软腭的连接区，约在翼上颌切迹与腭小凹的连线上。后颤动线在软腭腱膜和软腭肌的连接区。前后颤动线之间称后堤区。此区宽 2~12mm，平均 8.2mm，有一定的弹性。上颌全口义齿组织面与此区相应的部位可形成后堤，能起到边缘封闭的作用。 （6）腭穹隆。呈拱形，分为高拱形、中等形及平坦形，由硬腭和软腭组成。硬腭前 1/3 处覆盖着高度角化的复层鳞状上皮，其下有紧密的黏膜下层附着，可以承受咀嚼压力。硬腭后 2/3 含有较多的脂肪和腺体，腭中缝区为上颌隆突。 （7）翼上颌切迹。在上颌结节之后，为蝶骨翼突与上颌结节后缘之间的骨间隙。其表面由黏膜覆盖，形成软组织凹陷，为上颌全口义齿两侧后缘的界限
操作方法	口腔本部	

三、注意事项

（1）上颌基托后缘在腭小凹后 2mm。

（2）颧突、上颌结节、切牙乳突、上颌硬区都属于缓冲区。

（3）义齿基托边缘在前弓区、后弓区应伸展到黏膜反折处，利于义齿固位。

（4）全口义齿唇侧基托在系带区应形成 V 形切迹。

相关拓展

后堤区可分为 3 种类型。

（1）高拱形。腭穹隆较高，软腭向下弯曲明显，后堤区较窄，不利于固位。

（2）平坦形。腭穹隆较平坦，后堤区较宽，有利于固位。

（3）中等形。腭部形态介于第一和第三类之间，亦有利于义齿固位。

测试题

一、单选题

1. 口腔前庭内相当于原中切牙近中交界线的延长线上的是（　　）

A. 舌系带

B. 唇系带

C. 颊系带

D. 口轮匝肌的起始部

E. 上颌义齿切迹

正确答案： B

2. 腭小凹位于（　　）

A. 切牙乳突前方

B. 腭皱与切牙乳突之间

C. 腭皱后方

D. 上颌牙槽嵴后缘

E. 软硬腭交界处，腭中缝两侧

正确答案： E

3. 上颌中切牙的唇面通常位于切牙乳突中点前（　　）

A. 1~4mm

B. 5~7mm

C. 8~10mm

D. 11~15mm

E. 16~20mm

正确答案： C

4. 后堤区的作用是（　　）

A. 基托后缘定位

B. 边缘封闭作用

C. 支持作用

D. 排牙标志

E. 缓冲作用

正确答案：B

二、判断题

1. 上颌义齿后堤区位于腭小凹前方。

正确答案：对

答案解析：上颌义齿后堤区位于前后颤动线之间。

2. 切牙乳突是排列上颌切牙的解剖标志，因为切牙乳突位于上颌腭中缝的前端。

正确答案：错

答案解析：切牙乳突与上颌中切牙之间有较稳定的关系。

三、简答题

1. 上颌义齿基托需要缓冲的部位有哪些？

答：需要缓冲的部位有切牙乳突、颧突、上颌结节、上颌硬区。

2. 简述切牙乳突在排牙中的作用。

答：（1）两个上颌中切牙的近中邻接点应在切牙乳突中点的唇侧延长线上。

（2）上颌中切牙唇面应置于切牙乳突中点前 8~10mm。

（3）上颌两侧尖牙牙尖顶的连线应通过切牙乳突中点前后 1mm 的范围。

（教材编写：黄呈森 石 娟
视频录制：黄呈森 石 娟
审 校：黄呈森 林 欣）

实训二

无牙下颌解剖标志的识别

扫描二维码，观看操作视频

案例导入

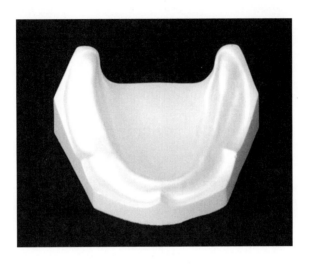

记忆链接

> 牙列缺失患者的下颌称为无牙下颌。牙列缺失后，口腔内的牙槽嵴会吸收萎缩，下颌弓向下、向外吸收，逐渐变大，牙槽嵴变窄、变低，面颊部软组织塌陷，皱纹增多，舌体变大，黏膜变薄，敏感性增强，系带附着位置与牙槽嵴顶之间的距离变近。这些变化与义齿的修复关系密切。掌握无牙下颌各部位的解剖结构特点，可为全口义齿的成功修复奠定基础。

技术操作

一、目的

无牙颌的解剖标志与全口义齿的制作有密切的关系。掌握并合理应用无牙颌各部位的解剖结构特点，是全口义齿成功修复的基本条件。

二、操作规程

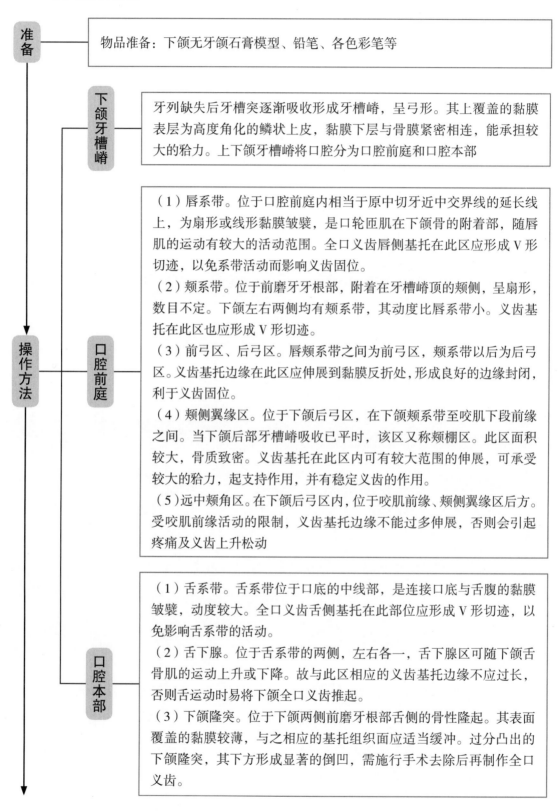

准备 —— 物品准备：下颌无牙颌石膏模型、铅笔、各色彩笔等

操作方法

下颌牙槽嵴

牙列缺失后牙槽突逐渐吸收形成牙槽嵴，呈弓形。其上覆盖的黏膜表层为高度角化的鳞状上皮，黏膜下层与骨膜紧密相连，能承担较大的拾力。上下颌牙槽嵴将口腔分为口腔前庭和口腔本部

口腔前庭

（1）唇系带。位于口腔前庭内相当于原中切牙近中交界线的延长线上，为扇形或线形黏膜皱襞，是口轮匝肌在下颌骨的附着部，随唇肌的运动有较大的活动范围。全口义齿唇侧基托在此区应形成 V 形切迹，以免系带活动而影响义齿固位。

（2）颊系带。位于前磨牙牙根部，附着在牙槽嵴顶的颊侧，呈扇形，数目不定。下颌左右两侧均有颊系带，其动度比唇系带小。义齿基托在此区也应形成 V 形切迹。

（3）前弓区、后弓区。唇颊系带之间为前弓区，颊系带以后为后弓区。义齿基托边缘在此区应伸展到黏膜反折处，形成良好的边缘封闭，利于义齿固位。

（4）颊侧翼缘区。位于下颌后弓区，在下颌颊系带至咬肌下段前缘之间。当下颌后部牙槽嵴吸收已平时，该区又称颊棚区。此区面积较大，骨质致密。义齿基托在此区内可有较大范围的伸展，可承受较大的拾力，起支持作用，并有稳定义齿的作用。

（5）远中颊角区。在下颌后弓区内，位于咬肌前缘、颊侧翼缘区后方。受咬肌前缘活动的限制，义齿基托边缘不能过多伸展，否则会引起疼痛及义齿上升松动

口腔本部

（1）舌系带。舌系带位于口底的中线部，是连接口底与舌腹的黏膜皱襞，动度较大。全口义齿舌侧基托在此部位应形成 V 形切迹，以免影响舌系带的活动。

（2）舌下腺。位于舌系带的两侧，左右各一，舌下腺区可随下颌舌骨肌的运动上升或下降。故与此区相应的义齿基托边缘不应过长，否则舌运动时易将下颌全口义齿推起。

（3）下颌隆突。位于下颌两侧前磨牙根部舌侧的骨性隆起。其表面覆盖的黏膜较薄，与之相应的基托组织面应适当缓冲。过分凸出的下颌隆突，其下方形成显著的倒凹，需施行手术去除后再制作全口义齿。

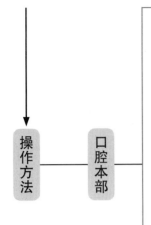

（4）下颌舌骨嵴。位于下颌骨后部的舌面，从第三磨牙斜向前磨牙区，由宽变窄。下颌舌骨嵴表面覆盖的黏膜较薄，下方有不同程度的倒凹。覆盖此区的基托组织面应适当缓冲，以免产生压痛。

（5）舌侧翼缘区。与下颌全口义齿舌侧基托接触的部位，从前向后的解剖标志包括舌系带、舌下腺、下颌舌骨肌、舌腭肌、翼内肌、咽上缩肌。舌侧翼缘区后部是下颌全口义齿固位的重要部位。此区基托应越过下颌舌骨嵴，有足够的伸展。

（6）磨牙后垫。位于下颌最后磨牙牙槽嵴远端的黏膜软垫，呈圆形、卵圆形或梨形，由疏松的结缔组织构成。下颌全口义齿后缘应盖过磨牙后垫的 1/2 或全部。磨牙后垫位置稳定，可作为后牙排牙的参考标志：①下颌第一磨牙殆平面与其 1/2 等高；②下颌第二磨牙远中面位于其前缘；③下颌尖牙近中面与其颊舌面连线形成一个三角形，下颌后牙舌尖应位于该三角形内

三、注意事项

（1）下颌基托后缘应盖过磨牙后垫 1/2 或全部。

（2）下颌的缓冲区包括下颌隆突、下颌舌骨嵴。

（3）远中颊角区义齿基托边缘不能较多伸展，否则会引起疼痛，咬肌活动时会使义齿上升松动。

（4）系带区全口义齿唇侧基托在此区应形成 V 形切迹。

相关拓展

1. 缓冲区范围 主要指上颌硬区和下颌隆突区、颧突区、上颌结节颊侧、切牙乳突区、下颌舌骨嵴区以及牙槽嵴的骨尖、骨棱等。

2. 缓冲区特点 该区黏膜较薄，不能承受压力。

3. 缓冲区要求 相应的基托组织面需适当缓冲，两者之间应有一个微小间隙，以防产生压痛，造成义齿左右翘动或纵折。

测试题

一、单选题

1. 下颌义齿的基托需要缓冲的部位是（   ）

A. 磨牙后垫

B. 下颌舌骨嵴

C. 颊系带

D. 颊侧翼缘区

E. 舌侧翼缘区

正确答案： B

2. 下颌基托一般应盖过磨牙后垫的（   ）

A. 全部

B. 前 2/3

C. 1/2

D. 前 1/4

E. A 和 C

正确答案： E

3. 牙列缺失后，随着时间的延长，下颌愈变愈大，这是由于（   ）

A. 上颌骨吸收

B. 下颌骨增生

C. 上颌骨吸收，下颌骨增生

D. 下颌牙槽骨向下外方吸收

E. 以上均不是

正确答案： D

4. 义齿基托边缘不能伸展过多的是（   ）

A. 下颌前弓区

B. 颊侧翼缘区

C. 远中颊角区

D. 舌侧翼缘区

E. 下颌隆突

正确答案： C

二、判断题

1. 下颌第一磨牙的𬌗面应与磨牙后垫的 1/2 等高。

正确答案： 对

答案解析： 记忆题。

2. 下颌隆突属于下颌边缘不能过度伸展的区域。

正确答案： 错

答案解析： 下颌隆突属于下颌的缓冲区。

三、简答题

1. 下颌义齿基托需要缓冲的部位有哪些？

答：需要缓冲的部位有下颌隆突、下颌舌骨嵴以及下颌牙槽嵴上的骨尖、骨棱。

2. 简述磨牙后垫在排牙中的作用。

答：（1）下颌第一磨牙的𬌗面应与磨牙后垫的 1/2 等高。

（2）下颌第二磨牙的远中面应位于磨牙后垫的前缘。

（3）磨牙后垫颊舌面向前与下颌尖牙近中面形成一个三角形，一般情况下，下颌后牙的舌尖应位于此三角形区域内。

（教材编写：黄呈森 石 娟
视频录制：黄呈森 石 娟
审 校：黄呈森 林 欣）

实训三

全口义齿个别托盘的制作

扫描二维码，观看操作视频

案例导入

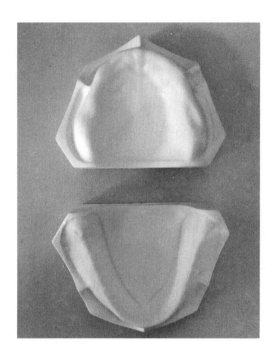

记忆链接

　　为了满足不同无牙颌患者颌弓形状和大小的要求，制取终印模与终模型时常采用个别托盘，用流动性好的印模材料进行边缘整塑制取精确的印模，以准确反映无牙颌组织的功能形态，并形成精确的工作模型，为全口义齿的制作提供精确的解剖与功能依据。

　　制作个别托盘目前较为常用的材料包括自凝 PMMA 材料与光固化树脂材料，两种材料的使用方法类似，而光固化树脂材料因具有较充裕的操作时间，操作方便且刺激性小，逐渐在临床上被广泛使用。

技术操作

一、目的

制作全口义齿光固化树脂个别托盘，制取精确的无牙颌组织的功能形态，形成精确的工作模型，为全口义齿的制作提供精确的解剖与功能依据。

二、操作规程

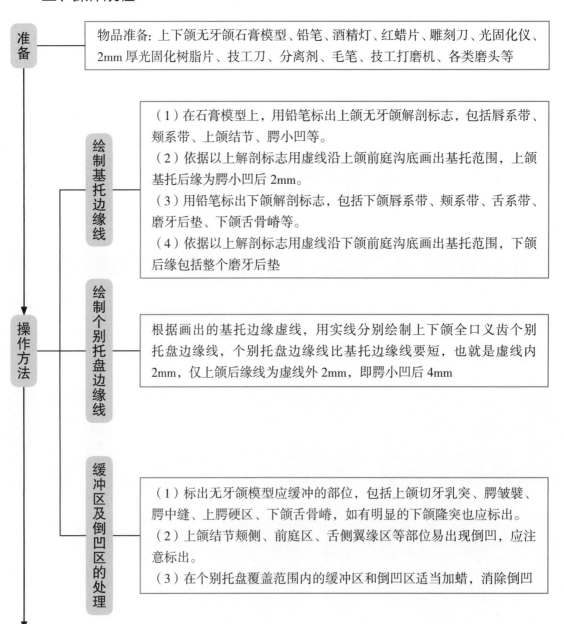

准备 —— 物品准备：上下颌无牙颌石膏模型、铅笔、酒精灯、红蜡片、雕刻刀、光固化仪、2mm 厚光固化树脂片、技工刀、分离剂、毛笔、技工打磨机、各类磨头等

操作方法

绘制基托边缘线
（1）在石膏模型上，用铅笔标出上颌无牙颌解剖标志，包括唇系带、颊系带、上颌结节、腭小凹等。
（2）依据以上解剖标志用虚线沿上颌前庭沟底画出基托范围，上颌基托后缘为腭小凹后 2mm。
（3）用铅笔标出下颌解剖标志，包括下颌唇系带、颊系带、舌系带、磨牙后垫、下颌舌骨嵴等。
（4）依据以上解剖标志用虚线沿下颌前庭沟底画出基托范围，下颌后缘包括整个磨牙后垫

绘制个别托盘边缘线
根据画出的基托边缘虚线，用实线分别绘制上下颌全口义齿个别托盘边缘线，个别托盘边缘线比基托边缘线要短，也就是虚线内 2mm，仅上颌后缘线为虚线外 2mm，即腭小凹后 4mm

缓冲区及倒凹区的处理
（1）标出无牙颌模型应缓冲的部位，包括上颌切牙乳突、腭皱襞、腭中缝、上腭硬区、下颌舌骨嵴，如有明显的下颌隆突也应标出。
（2）上颌结节颊侧、前庭区、舌侧翼缘区等部位易出现倒凹，应注意标出。
（3）在个别托盘覆盖范围内的缓冲区和倒凹区适当加蜡，消除倒凹

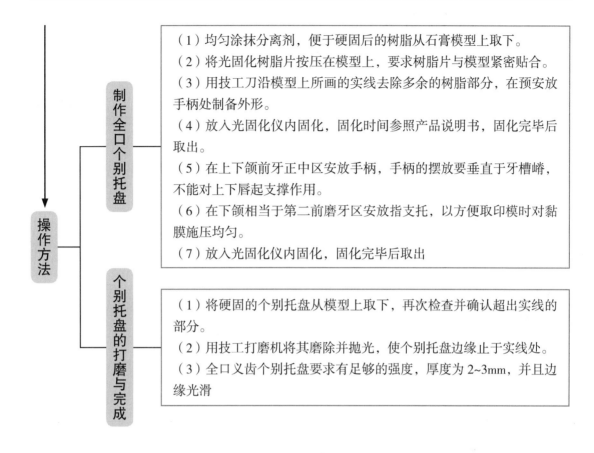

操作方法

制作全口个别托盘

（1）均匀涂抹分离剂，便于硬固后的树脂从石膏模型上取下。

（2）将光固化树脂片按压在模型上，要求树脂片与模型紧密贴合。

（3）用技工刀沿模型上所画的实线去除多余的树脂部分，在预安放手柄处制备外形。

（4）放入光固化仪内固化，固化时间参照产品说明书，固化完毕后取出。

（5）在上下颌前牙正中区安放手柄，手柄的摆放要垂直于牙槽嵴，不能对上下唇起支撑作用。

（6）在下颌相当于第二前磨牙区安放指支托，以方便取印模时对黏膜施压均匀。

（7）放入光固化仪内固化，固化完毕后取出

个别托盘的打磨与完成

（1）将硬固的个别托盘从模型上取下，再次检查并确认超出实线的部分。

（2）用技工打磨机将其磨除并抛光，使个别托盘边缘止于实线处。

（3）全口义齿个别托盘要求有足够的强度，厚度为 2~3mm，并且边缘光滑

三、注意事项

（1）个别托盘的边缘一般比基托边缘短 2mm，但是上颌个别托盘的后缘比基托边缘长 2mm，下颌个别托盘要求完全覆盖磨牙后垫。

（2）缓冲区应适当加蜡，彻底消除倒凹。

（3）个别托盘手柄的摆放不能对上下唇起支撑作用。

（4）下颌相当于第二前磨牙区安放指支托，以方便取印模时对黏膜施压均匀。

相关拓展

个别托盘的用途　个别托盘不仅可用于全口义齿的印模制取，还可用于精度要求较高的修复体，如固定冠桥、铸造可摘局部义齿、种植义齿等的印模制取；如患者的口腔条件较特殊，成品托盘达不到要求时也应制备个别托盘。

测试题

一、单选题

1. 全口义齿个别托盘的厚度一般为（　　）

A. 1~2mm

B. 2~3mm

C. 3~4mm

D. 4~5mm

E. 以上都可以

正确答案：B

2. 全口义齿下颌个别托盘的指支托应放置在相当于（　　）

A. 前牙处

B. 第一前磨牙处

C. 第二前磨牙处

D. 第二磨牙处

E. 以上都可以

正确答案：C

3. 制作全口义齿个别托盘时需缓冲的部位不包括（　　）

A. 骨突

B. 腭皱襞

C. 切牙乳突

D. 上腭硬区

E. 倒凹区

正确答案：E

二、判断题

1. 全口义齿个别托盘的边缘应该比全口义齿的基托边缘均匀短 2mm。

正确答案：错

答案解析：个别托盘的边缘一般比基托边缘短 2mm，但是上颌个别托盘的后缘比基托边缘长 2mm，下颌个别托盘要求完全覆盖磨牙后垫。

2. 全口义齿下颌个别托盘应覆盖磨牙后垫的 2/3 与下颌舌骨线后。

正确答案：错

答案解析：全口义齿下颌个别托盘应覆盖整个磨牙后垫与下颌舌骨线后。

三、简答题

1. 简述全口义齿个别托盘制作的注意事项。

答：（1）个别托盘边缘不能妨碍唇、颊、舌的正常位置。

（2）个别托盘手柄的摆放不能对上下唇起支撑作用。

（3）个别托盘的边缘一般比基托边缘短 2mm，但是上颌个别托盘的后缘比基托边缘长 2mm，下颌个别托盘要求完全覆盖磨牙后垫。

（4）缓冲区应适当加蜡，彻底消除倒凹。

（5）保证个别托盘厚度与强度，使边缘光滑。

2. 简述全口义齿个别托盘制作的主要步骤。

答：主要包括 4 个步骤，依次为绘制个别托盘边缘线、缓冲区及倒凹区的处理、制作全口个别托盘、个别托盘的打磨与完成。

（教材编写：林　欣　赵立军　孙　曜

视频录制：林　欣　赵立军　孙　曜　胡　佳

审　校：黄呈森　林　欣）

实训四

无牙颌模型的灌注

扫描二维码，观看操作视频

案例导入

全口义齿制作工艺流程表

订单编号：
医生姓名：
送单时间：
患者姓名：

序号	项目	选择加工项目	技师姓名	备注
1	无牙颌模型的灌注	√		
2	全口义齿树脂暂基托的制作			
3	全口义齿标准蜡殆堤的制作			
4	全口义齿平均值殆架的固定			
5	全口义齿的排牙			
6	全口义齿蜡基托的塑型			
7	全口义齿的装盒			
8	全口义齿的去蜡、充胶			
9	全口义齿热处理、开盒与咬合关系确认			
10	全口义齿的打磨抛光			

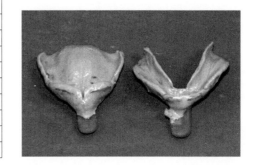

记忆链接

无牙颌患者的上下颌模型制取是全口义齿制作的基础，其准确性会影响全口义齿的质量。无牙颌模型是通过把模型材料灌注在无牙颌印模内形成阳模，在终印模上灌注的模型可用于制作暂基托与全口义齿，一般选用超硬石膏进行灌注。

1. 全口义齿模型的要求

（1）很好地显示无牙颌所有的解剖形态及黏膜皱襞的形态。

（2）具有一定的强度，保证模型反折边缘宽度为3~5mm，边缘沟槽部深度约2mm，模型最薄处不能少于10mm。

（3）模型后缘应在腭小凹后不少于2mm，下颌模型在磨牙后垫自其前缘起不少于10mm。

2. 常用的灌注方法

（1）一般灌注法。即直接往印模中灌注超硬石膏形成模型。此方法比较简单，但模型易厚薄不均。

（2）围模灌注法。即用蜡片将终印模包裹形成容器状，之后在其中灌注石膏形成模型的方法。用此方法灌注的模型厚度比较容易把握，缺点是较为烦琐。

本实验中采用改良的一般灌注法。即采用一般灌注法模型灌注成型后，在底面磨出固位沟，使用模型底座制作模型底面，形成终模型。

技术操作

一、目的

使用改良的一般灌注法灌注无牙颌模型，并完成模型硬固后的修整。

二、操作规程

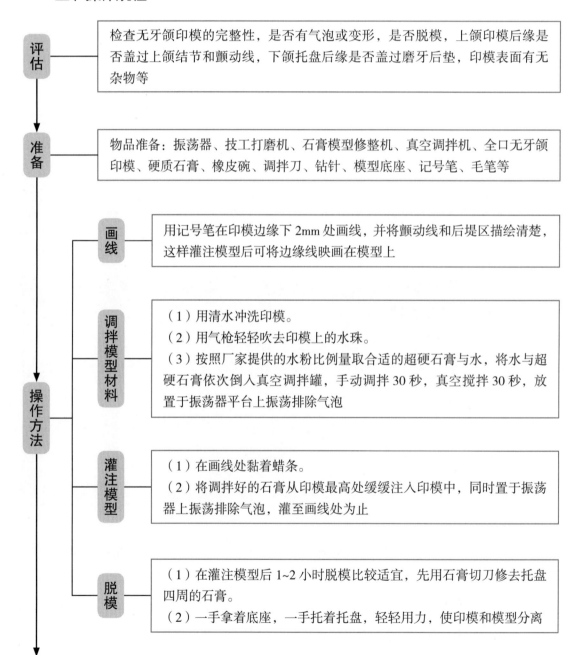

评估 — 检查无牙颌印模的完整性，是否有气泡或变形，是否脱模，上颌印模后缘是否盖过上颌结节和颤动线，下颌托盘后缘是否盖过磨牙后垫，印模表面有无杂物等

准备 — 物品准备：振荡器、技工打磨机、石膏模型修整机、真空调拌机、全口无牙颌印模、硬质石膏、橡皮碗、调拌刀、钻针、模型底座、记号笔、毛笔等

操作方法

画线 — 用记号笔在印模边缘下 2mm 处画线，并将颤动线和后堤区描绘清楚，这样灌注模型后可将边缘线映画在模型上

调拌模型材料 —
（1）用清水冲洗印模。
（2）用气枪轻轻吹去印模上的水珠。
（3）按照厂家提供的水粉比例量取合适的超硬石膏与水，将水与超硬石膏依次倒入真空调拌罐，手动调拌 30 秒，真空搅拌 30 秒，放置于振荡器平台上振荡排除气泡

灌注模型 —
（1）在画线处黏着蜡条。
（2）将调拌好的石膏从印模最高处缓缓注入印模中，同时置于振荡器上振荡排除气泡，灌至画线处为止

脱模 —
（1）在灌注模型后 1~2 小时脱模比较适宜，先用石膏切刀修去托盘四周的石膏。
（2）一手拿着底座，一手托着托盘，轻轻用力，使印模和模型分离

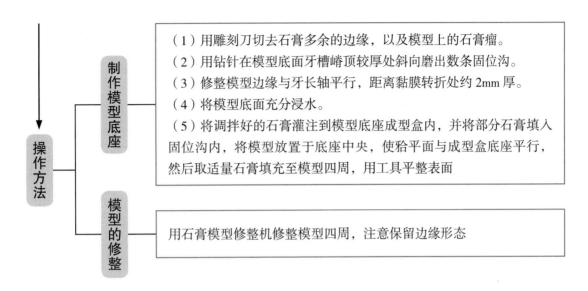

三、注意事项

（1）灌注模型前应检查设计单，确认患者有无传染病史，并且确认印模已经过消毒。

（2）固位沟制作后，保证将模型底面充分浸水。

（3）模型制作过程中避免损伤模型组织面。

（4）保证模型具有足够的厚度与强度。

测试题

一、单选题

1. 超硬石膏脱模的理想时间是（ ）

A. 灌注后 1~2 小时

B. 灌注后 3~4 小时

C. 灌注后 5~7 小时

D. 灌注后 24 小时

E. 灌注后 30 分钟

正确答案：A

2. 灌注无牙颌模型时不断振荡的主要目的是（ ）

A. 排除积液

B. 利于石膏凝固

C. 排除气泡

D. 避免印模与托盘分离

E. 增加模型强度

正确答案：C

3. 调和石膏时间一般不超过（ ）

A.20~30 秒

B.40 秒

C.60 秒

D.3 分钟

E.30 分钟

正确答案：C

二、简答题

简述灌注无牙颌模型时的注意事项。

答：（1）灌注模型时应注意避免产生气泡。

（2）模型底座应与牙槽嵴顶平行，厚薄适宜，底座最薄不少于 5mm，底座厚度不超过模型总厚度的 1/3，边缘距离黏膜转折处约 2mm 厚。

（3）工作模型应清晰完整，准确反映各处边缘及上颌结节、颤动线、下颌磨牙后垫等，并充分反映组织面的细微结构，包括腭皱、系带及边缘黏膜转折处。

（教材编写：胡 佳 孟 琨 孙 曜 赵立军 林 欣
视频录制：胡 佳 孙 曜 赵立军 林 欣
审 校：黄呈森 林 欣）

实训五

全口义齿树脂暂基托的制作

扫描二维码，观看操作视频

案例导入

全口义齿制作工艺流程表

订单编号：⬛⬛⬛⬛　　　　送单时间：⬛⬛⬛⬛
医生姓名：⬛⬛⬛⬛　　　　患者姓名：⬛⬛⬛⬛

序号	项目	选择加工项目	技师姓名	备注
1	无牙颌模型的灌注			
2	全口义齿树脂暂基托的制作	√	⬛⬛⬛	
3	全口义齿标准蜡殆堤的制作			
4	全口义齿平均值殆架的固定			
5	全口义齿的排牙			
6	全口义齿蜡基托的塑型			
7	全口义齿的装盒			
8	全口义齿的去蜡、充胶			
9	全口义齿热处理、开盒及咬合关系确认			
10	全口义齿的打磨抛光			

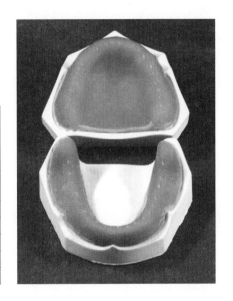

记忆链接

　　无牙颌患者的正中颌位记录与垂直距离的恢复均需借助于上下殆托来完成。殆托由基托和殆堤两部分组成。基托又有暂基托和恒基托之分。暂基托用于制作殆托，排列人工牙和形成蜡模。常用的暂基托材料有基托蜡片、自凝材料和光固化基托树脂。本实验介绍全口义齿光固化树脂暂基托的制作方法。

技术操作

一、目的

制作全口义齿树脂暂基托，以便后续制作殆托、排列人工牙和形成蜡模。

二、操作规程

准备	物品准备：上下颌无牙颌石膏模型、铅笔、酒精灯、红蜡片、雕刻刀、光固化仪、2mm 厚光固化树脂片、技工刀、分离剂、毛笔、技工打磨机、各类磨头等

操作方法

绘制基托边缘线

（1）在石膏模型上，用铅笔标出上颌无牙颌解剖标志，包括唇系带、颊系带、上颌结节、腭小凹等。

（2）依据以上解剖标志用虚线沿上颌前庭沟底画出基托范围，上颌基托后缘为腭小凹后 2mm。

（3）用铅笔标出下颌解剖标志，包括下颌唇系带、颊系带、舌系带、磨牙后垫、下颌舌骨嵴等。

（4）依据以上解剖标志用虚线沿下颌前庭沟底画出基托范围，下颌后缘包括整个磨牙后垫

缓冲区及倒凹区的处理

（1）标出无牙颌模型应缓冲的部位，包括上颌切牙乳突、腭皱襞、腭中缝、上腭硬区、下颌舌骨嵴，如有明显的下颌隆突也应标出。

（2）上颌结节颊侧、前庭区、舌侧翼缘区等部位易出现倒凹，应注意标出。

（3）在个别托盘覆盖范围内的缓冲区和倒凹区适当加蜡，消除倒凹

后堤区的处理

（1）用铅笔在两侧翼上颌切迹间画一连线作为后堤沟的后缘，该线中部应通过腭小凹后 2mm。

（2）用锋利的雕刻刀沿此线刻沟，深 1 ~ 1.5mm，最宽处 4 ~ 5mm。

（3）向前及向两侧扩展并逐渐变浅、变窄，形成弓形后堤区，刻好的后堤区的截面应为 V 形

制作全口树脂基托

（1）均匀涂抹分离剂，便于硬固后的树脂从石膏模型上取下。

（2）将光固化树脂片按压在模型上，要求树脂片与模型紧密贴合。

（3）用技工刀沿模型上所画的线去除多余树脂部分，并在牙槽嵴顶蜡堤区域做出固位装置以便基托与蜡堤更好地结合。

（4）放入光固化仪内固化，固化时间参照产品说明书，固化完毕后取出。

（5）放入光固化仪内固化，固化完毕后取出

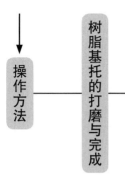

操作方法 — 树脂基托的打磨与完成

（1）将硬固的树脂基托从模型上取下，再次检查并确认有无超出画线的部分。

（2）用技工打磨机将其磨除并抛光，使树脂基托边缘止于画线处。

（3）全口义齿树脂基托要求有足够的强度，厚度为2~3mm，并且边缘光滑

三、注意事项

（1）缓冲区应适当加蜡，彻底消除倒凹。

（2）保证树脂暂基托的厚度、强度及边缘光滑度。

（3）后堤区的深度和范围常因人而异，需结合临床。

相关拓展

　　恒基托　由热凝树脂制作，有固位力好和不易变形等优点，便于排牙和试牙，较容易取得上下𬌗托间的正中颌位记录；但第二次填塞树脂装盒热处理后，恒基托的固位力一般会有所减小。

测试题

一、单选题

1. 全口义齿树脂暂基托的厚度一般为（　　）

A. 1~2mm

B. 2~3mm

C. 3~4mm

D. 4~5mm

E. 以上都可以

正确答案：B

2. 进行全口义齿上颌后堤区处理时，后堤沟深为（　　）

A. 0.5~1mm

B. 1~1.5mm

C. 1.5~2mm

D. 2~2.5mm

正确答案：B

二、判断题

全口义齿基托的范围与个别托盘的范围一致。

正确答案：错

答案解析： 个别托盘的边缘一般比基托边缘短 2mm，但是上颌个别托盘的后缘比基托边缘长 2mm，下颌个别托盘要求完全覆盖磨牙后垫。

三、简答题

简述全口义齿树脂暂基托制作的注意事项。

答：（1）缓冲区应适当加蜡，彻底消除倒凹。

（2）保证树脂暂基托的厚度与强度及边缘光滑。

（3）后堤区的深度和范围常因人而异，需结合临床。

（教材编写：林　欣　赵立军　孙　曜　胡　佳

视频录制：赵立军　孙　曜　胡　佳　林　欣

审　校：黄呈森　林　欣）

实训六

全口义齿标准蜡𬌗堤的制作

扫描二维码，观看操作视频

案例导入

全口义齿制作工艺流程表

订单编号：███████   送单时间：███████
医生姓名：███████   患者姓名：███████

序号	项目	选择加工项目	技师姓名	备注
1	无牙颌模型的灌注			
2	全口义齿树脂暂基托的制作			
3	全口义齿标准蜡殆堤的制作	√	████	
4	全口义齿平均值殆架的固定			
5	全口义齿的排牙			
6	全口义齿蜡基托的塑型			
7	全口义齿的装盒			
8	全口义齿的去蜡、充胶			
9	全口义齿热处理、开盒与咬合关系确认			
10	全口义齿的打磨抛光			

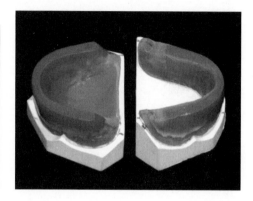

记忆链接

天然牙缺失后，正中颌位丧失，下颌没有牙列的支持和牙尖的锁结，会在各个位置移动。

颌位关系记录是用殆托来确定并记录患者面下 1/3 的适宜高度和两侧髁状突在颞下颌关节凹生理后位时的上下颌位置关系，以便在这个上下颌骨的位置关系上，用全口义齿来重建无牙颌患者的正中殆关系。

殆托由基托和殆堤两部分组成。殆堤是将来被人工牙取代的部分，一般用蜡来制作。

技术操作

一、目的

制作全口义齿标准蜡殆堤，以便之后在临床用殆托来确定并记录无牙颌患者的正中殆关系。

二、操作规程

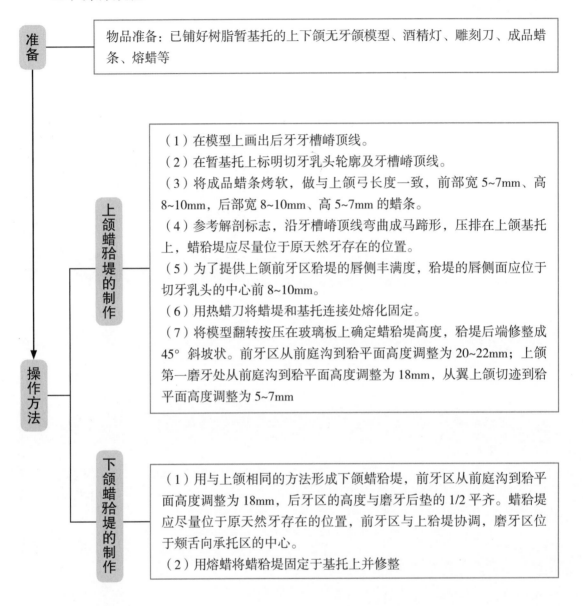

准备

物品准备：已铺好树脂暂基托的上下颌无牙颌模型、酒精灯、雕刻刀、成品蜡条、熔蜡等

操作方法

上颌蜡𬌗堤的制作

（1）在模型上画出后牙牙槽嵴顶线。

（2）在暂基托上标明切牙乳头轮廓及牙槽嵴顶线。

（3）将成品蜡条烤软，做与上颌弓长度一致，前部宽 5~7mm、高 8~10mm，后部宽 8~10mm、高 5~7mm 的蜡条。

（4）参考解剖标志，沿牙槽嵴顶线弯曲成马蹄形，压排在上颌基托上，蜡𬌗堤应尽量位于原天然牙存在的位置。

（5）为了提供上颌前牙区𬌗堤的唇侧丰满度，𬌗堤的唇侧面应位于切牙乳头的中心前 8~10mm。

（6）用热蜡刀将蜡堤和基托连接处熔化固定。

（7）将模型翻转按压在玻璃板上确定蜡𬌗堤高度，𬌗堤后端修整成 45° 斜坡状。前牙区从前庭沟到𬌗平面高度调整为 20~22mm；上颌第一磨牙处从前庭沟到𬌗平面高度调整为 18mm，从翼上颌切迹到𬌗平面高度调整为 5~7mm

下颌蜡𬌗堤的制作

（1）用与上颌相同的方法形成下颌蜡𬌗堤，前牙区从前庭沟到𬌗平面高度调整为 18mm，后牙区的高度与磨牙后垫的 1/2 平齐。蜡𬌗堤应尽量位于原天然牙存在的位置，前牙区与上𬌗堤协调，磨牙区位于颊舌向承托区的中心。

（2）用熔蜡将蜡𬌗堤固定于基托上并修整

三、注意事项

（1）蜡𬌗堤应尽量位于原天然牙存在的位置。

（2）严格按照标准数值进行制作。

（3）保证蜡𬌗堤与暂基托连接紧密。

相关拓展

　　垂直距离恢复不正确的临床表现如下。

　　（1）垂直距离恢复过高。患者表现为颏唇沟变浅，上下唇张开，肌张力大、易疲劳，牙槽嵴处于受压状态，息止𬌗间隙过小，说话时可出现义齿碰撞声。

　　（2）垂直距离恢复过低。患者表现为似未戴义齿，鼻唇沟深，颏部前凸，息止𬌗间隙过大，肌张力小，咀嚼用力大，咀嚼效率低。

测试题

一、单选题

1. 为了提供上颌殆堤的适度的唇侧丰满度，殆堤的唇侧面应位于（　　）

A. 切牙乳头

B. 切牙乳头的中心前 5~8mm

C. 切牙乳头的中心后 5~8mm

D. 切牙乳头的中心前 8~10mm

E. 切牙乳头的中心后 8~10mm

正确答案： D

2. 确定垂直距离是为了（　　）

A. 使患者恢复年轻时的面部形态

B. 较好地发挥咀嚼的力量

C. 排牙方便

D. 选择人工牙

E. 达到殆平衡

正确答案： B

3. 颌位关系记录包括（　　）

A. 定位平面记录

B. 下颌后退记录

C. 面下 1/3 高度的记录

D. 垂直距离和下颌前伸颌记录

E. 垂直距离和正中关系记录

正确答案： E

二、名词解释

1. **颌位关系记录** 颌位关系记录是指用殆托来确定并记录患者面部下 1/3 的适宜高度和两侧髁突在下颌关节凹生理位置时的上下颌位置关系，以便在这个上下颌的位置关系上，用全口义齿来重建无牙颌患者的正中𬌗关系。

2.**垂直距离**　为天然牙列呈正中𬌗时，即尖窝交错的接触关系时，鼻底至颏底的距离，也就是面部下 1/3 的距离。

（教材编写：赵立军　武会敏　孙　曜　林　欣　胡　佳

视频录制：赵立军　孙　曜　林　欣　胡　佳

审　校：黄呈森　林　欣）

实训七

平均值骀架的固定

扫描二维码，观看操作视频

案例导入

全口义齿制作工艺流程表

订单编号：　　　　　　　　　　　　送单时间：
医生姓名：　　　　　　　　　　　　患者姓名：

序号	项目	选择加工项目	技师姓名	备注
1	无牙颌模型的灌注			
2	全口义齿树脂暂基托的制作			
3	全口义齿标准蜡殆堤的制作			
4	全口义齿平均值殆架的固定	✓		
5	全口义齿的排牙			
6	全口义齿蜡基托的塑型			
7	全口义齿的装盒			
8	全口义齿的去蜡、充胶			
9	全口义齿热处理、开盒与咬合关系确认			
10	全口义齿的打磨抛光			

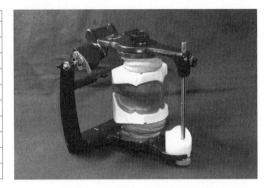

记忆链接

　　殆架是模拟咀嚼系统结构和下颌功能运动的一种机械装置，可将患者的口颌状况进行转移，是修复、正畸、正颌外科治疗时进行咬合分析的重要辅助工具。

　　全口义齿的制作采用的殆架多为平均值殆架或半可调节殆架。平均值殆架又称中值殆架，主要由上颌体、下颌体和侧柱组成，具有固定的前伸髁导斜度、侧方髁导斜度、Balkwill角及Bonwill三角等下颌运动诸要素平均值。因其操作简单、使用方便，同时具备标准人群的口颌系统参数，被广泛应用。

　　殆架的固定是将带有上下殆托的模型用石膏固定在殆架之上，并保持上下颌模型间的高度和颌位关系，以便在口外进行排牙和调殆，制作出符合患者口腔内生理环境的修复体。

技术操作

一、目的

将带有上下殆托的无牙颌模型与颌位关系记录用石膏固定在平均值殆架之上。

二、操作规程

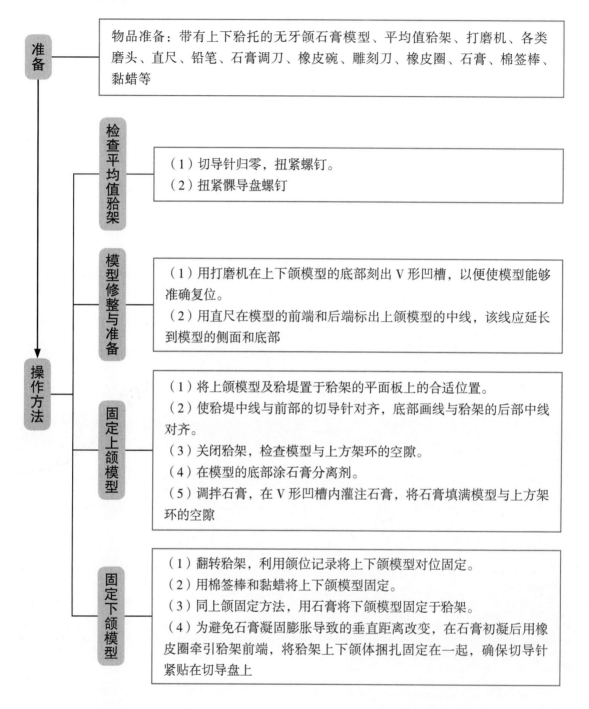

准备

物品准备：带有上下殆托的无牙颌石膏模型、平均值殆架、打磨机、各类磨头、直尺、铅笔、石膏调刀、橡皮碗、雕刻刀、橡皮圈、石膏、棉签棒、黏蜡等

操作方法

检查平均值殆架

（1）切导针归零，扭紧螺钉。
（2）扭紧髁导盘螺钉

模型修整与准备

（1）用打磨机在上下颌模型的底部刻出 V 形凹槽，以便使模型能够准确复位。
（2）用直尺在模型的前端和后端标出上颌模型的中线，该线应延长到模型的侧面和底部

固定上颌模型

（1）将上颌模型及殆堤置于殆架的平面板上的合适位置。
（2）使殆堤中线与前部的切导针对齐，底部画线与殆架的后部中线对齐。
（3）关闭殆架，检查模型与上方架环的空隙。
（4）在模型的底部涂石膏分离剂。
（5）调拌石膏，在 V 形凹槽内灌注石膏，将石膏填满模型与上方架环的空隙

固定下颌模型

（1）翻转殆架，利用颌位记录将上下颌模型对位固定。
（2）用棉签棒和黏蜡将上下颌模型固定。
（3）同上颌固定方法，用石膏将下颌模型固定于殆架。
（4）为避免石膏凝固膨胀导致的垂直距离改变，在石膏初凝后用橡皮圈牵引殆架前端，将殆架上下颌体捆扎固定在一起，确保切导针紧贴在切导盘上

三、注意事项

（1）应适当涂抹石膏分离剂，保证分离效果。

（2）在固定上下颌模型时要注意保持上下殆托间的稳定，防止错位。

（3）固定上下颌模型时务必使切导针紧贴切导盘。

相关拓展

1.𬌗架分类 𬌗架分为不可调节𬌗架、半可调节𬌗架、全可调节𬌗架3种。

（1）不可调节𬌗架分为简单𬌗架与平均值𬌗架。

1）简单𬌗架。仅能做简单的铰链运动，适用于经过口内调整就能达到良好修复效果的简单修复体的制作。

2）平均值𬌗架。除有简单𬌗架的功能外，还可在一定程度上模拟下颌的前伸及侧方运动，但不能反映患者上颌与颞下颌关节的固有关系，是一种不能调节下颌运动诸要素的不可调节型𬌗架。根据𬌗架的种类不同，所赋予的平均值亦不相同，典型的代表类型有 Gysi Simplex 型𬌗架。适用于一般临床的常见修复病例，如普通的全口义齿修复使用其排牙，再通过口内进行调𬌗。但由于此种𬌗架不能精细地模拟人体的下颌运动，不适合用于需要进行精密咬合检查和重建的病例。

（2）半可调节𬌗架具有可调节的前伸髁导斜度、侧方髁导斜度、Balkwill 角及 Bonwill 三角等下颌运动诸要素，但难以对工作侧髁导斜度进行精细的调整，不具备可调节的髁突间距，只能大致再现下颌运动，适用于全口义齿及复杂牙列缺损的修复。典型的代表类型有 Hanau H2 型𬌗架，是全口义齿制作较为理想的半可调节𬌗架。

（3）全可调节𬌗架具有可调节的前伸髁导斜度和工作侧、非工作侧髁导斜度。髁导是与人体相似的曲线形状，能完全模拟患者的口腔下颌运动情况，适用于全口咬合重建的治疗。

2.Balkwill 角（Balkwill angle） 髁突中心至下颌中切牙近中邻接点的连线与𬌗平面所构成的交角，称为 Balkwill 角，正常平均约为 26°。

3.Bonwill 三角（Bonwill triangle） 下颌骨双侧髁突中心与下颌中切牙近中切角接触点相连，恰构成一个等边三角形，其边长为 10.16cm，称之为 Bonwill 三角。

测试题

一、单选题

关于平均值𝑎架的描述错误的是（　　）

A. 上颌体相当于人体的上颌骨

B. 下颌体相当于人体的下颌骨

C. 平均值𝑎架又称为中值𝑎架

D. 前伸髁导斜度是固定不可调的，角度为 20°~24°

E. 以上都不对

正确答案： D

二、判断题

𝑎架分为简单、不可调、半可调、全可调𝑎架，所有𝑎架都可以用于全口义齿的制作。

正确答案： 错

答案解析： 𝑎架分为不可调节𝑎架、半可调节𝑎架、全可调节𝑎架 3 种。不可调节𝑎架分为简单𝑎架与平均值𝑎架。

三、简答题

1. 简述𝑎架的用途及分类。

答：𝑎架常应用于诊断、排牙、修复体蜡型的制作和修复体的调𝑎。根据𝑎架模拟下颌运动的程度分为 4 类：简单𝑎架、平均值𝑎架、半可调节𝑎架、全可调节𝑎架。

2. 简述应用全口义齿平均值𝑎架的注意事项。

答：（1）应适当涂抹石膏分离剂，保证分离效果。

（2）在固定上下颌模型时要注意保持上下𝑎托间的稳定，防止错位。

（3）固定上下颌模型时务必使切导针紧贴切导盘。

（教材编写：林　欣　孙　曜　赵立军　胡　佳

视频录制：孙　曜　林　欣　赵立军　胡　佳

审　校：黄呈森　林　欣）

实训八

全口义齿的排牙

扫描二维码，观看操作视频

案例导入

全口义齿制作工艺流程表

订单编号：▒▒▒▒▒ 送单时间：▒▒▒▒▒
医生姓名：▒▒▒▒▒ 患者姓名：▒▒▒▒▒

序号	项目	选择加工项目	技师姓名	备注
1	无牙颌模型的灌注			
2	全口义齿树脂暂基托的制作			
3	全口义齿标准蜡殆堤的制作			
4	全口义齿平均值殆架的固定			
5	全口义齿的排牙	√	▒▒▒▒▒	
6	全口义齿蜡基托的塑型			
7	全口义齿的装盒			
8	全口义齿的去蜡、充胶			
9	全口义齿热处理、开盒与咬合关系确认			
10	全口义齿的打磨抛光			

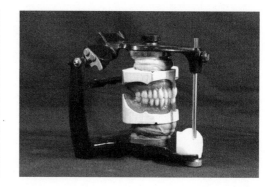

记忆链接

全口义齿排牙的目的是尽可能恢复患者有个体特征的自然外观，人工牙能保护牙槽嵴和黏膜组织，部分恢复咀嚼和发音的功能，恢复患者的信心和心理健康。

技术操作

一、目的

正确使用殆架与排牙工具完成全口义齿的排牙过程。

二、操作规程

准备 —— 物品准备：蜡刀、蜡勺、酒精灯、红蜡片、人工牙等

操作方法	人工牙的选择	选牙应根据患者口腔的具体条件及患者的要求综合考虑，如牙的种类、形态、色泽、大小等
	上颌模型基准线的绘制	（1）标出切牙乳突范围并标出中心点。 （2）标出腭小凹的位置，并标出两点连线的中点。 （3）连接以上两点，画出中线，延长至模型边缘。 （4）通过切牙乳突中心点画线，使之与中线垂直，并延长至模型边缘。 （5）标出上颌第一横腭皱襞远中端与牙槽嵴顶的交点，即为上颌第一前磨牙的位置。 （6）描绘上颌结节范围并标出中心点。 （7）连接以上两点，作为上颌后牙牙槽嵴顶线。 （8）延长后牙牙槽嵴顶线至模型边缘
	下颌模型基准线的绘制	（1）下颌颊系带略后方的牙槽嵴顶为下颌第一前磨牙位置，标出磨牙后垫位置范围并取其中点，标出 1/2 水平线位置。 （2）连接以上两点，并延伸到模型边缘，作为下颌后牙牙槽嵴顶线
	上颌中切牙排列	（1）在蜡堤上延伸中线至模型上。 （2）排列上颌中切牙。 （3）上颌中切牙唇面距切牙乳突中点 8~10mm，与𬌗堤唇面弧度和坡度一致，位于中线两侧，切端与𬌗平面一致，邻面观唇舌面呈85°，牙体长轴微向远中呈88°
	上颌侧切牙排列	（1）切缘距𬌗平面约 0.5mm。 （2）颈部微向腭侧倾斜。 （3）颈部向远中倾斜，牙体长轴与中线成86°。 （4）远中微向舌侧倾斜
	上颌尖牙排列	（1）牙尖与𬌗平面接触。 （2）颈部微向唇侧倾斜，支撑口角。 （3）颈部向远中倾斜角度大于中切牙，小于侧切牙，牙体长轴与中线成87°。 （4）远中切缘向腭侧内收

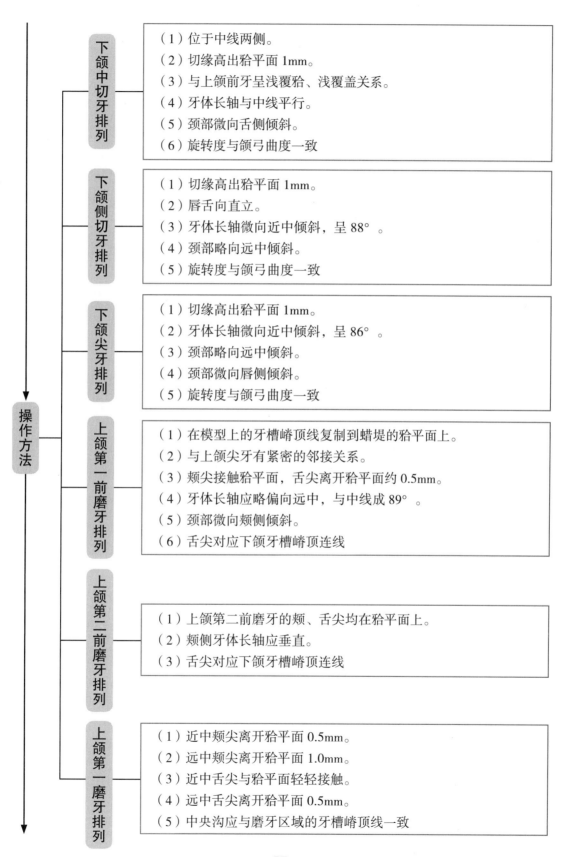

操作方法

下颌中切牙排列
（1）位于中线两侧。
（2）切缘高出𬌗平面1mm。
（3）与上颌前牙呈浅覆𬌗、浅覆盖关系。
（4）牙体长轴与中线平行。
（5）颈部微向舌侧倾斜。
（6）旋转度与颌弓曲度一致

下颌侧切牙排列
（1）切缘高出𬌗平面1mm。
（2）唇舌向直立。
（3）牙体长轴微向近中倾斜，呈88°。
（4）颈部略向远中倾斜。
（5）旋转度与颌弓曲度一致

下颌尖牙排列
（1）切缘高出𬌗平面1mm。
（2）牙体长轴微向近中倾斜，呈86°。
（3）颈部略向远中倾斜。
（4）颈部微向唇侧倾斜。
（5）旋转度与颌弓曲度一致

上颌第一前磨牙排列
（1）在模型上的牙槽嵴顶线复制到蜡堤的𬌗平面上。
（2）与上颌尖牙有紧密的邻接关系。
（3）颊尖接触𬌗平面，舌尖离开𬌗平面约0.5mm。
（4）牙体长轴应略偏向远中，与中线成89°。
（5）颈部微向颊侧倾斜。
（6）舌尖对应下颌牙槽嵴顶连线

上颌第二前磨牙排列
（1）上颌第二前磨牙的颊、舌尖均在𬌗平面上。
（2）颊侧牙体长轴应垂直。
（3）舌尖对应下颌牙槽嵴顶连线

上颌第一磨牙排列
（1）近中颊尖离开𬌗平面0.5mm。
（2）远中颊尖离开𬌗平面1.0mm。
（3）近中舌尖与𬌗平面轻轻接触。
（4）远中舌尖离开𬌗平面0.5mm。
（5）中央沟应与磨牙区域的牙槽嵴顶线一致

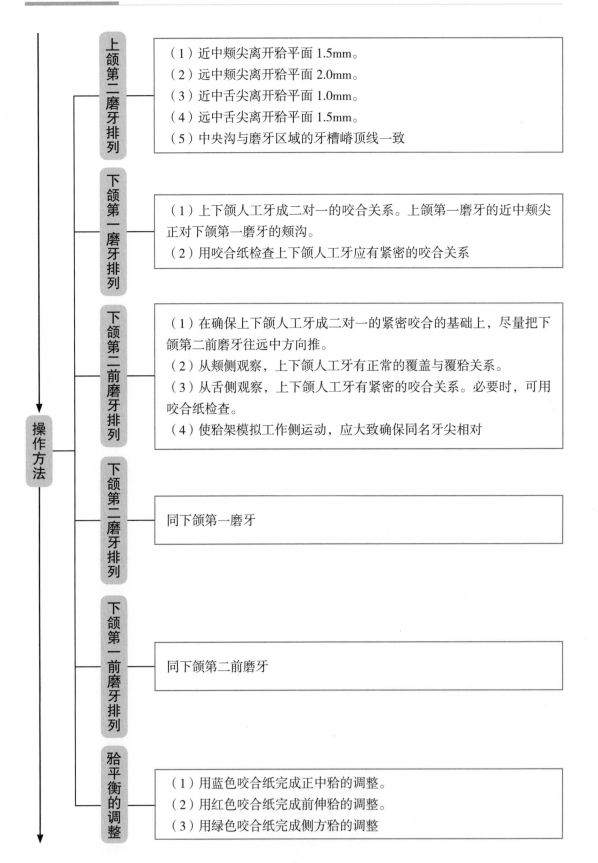

操作方法

上颌第二磨牙排列
（1）近中颊尖离开𬌗平面 1.5mm。
（2）远中颊尖离开𬌗平面 2.0mm。
（3）近中舌尖离开𬌗平面 1.0mm。
（4）远中舌尖离开𬌗平面 1.5mm。
（5）中央沟与磨牙区域的牙槽嵴顶线一致

下颌第一磨牙排列
（1）上下颌人工牙成二对一的咬合关系。上颌第一磨牙的近中颊尖正对下颌第一磨牙的颊沟。
（2）用咬合纸检查上下颌人工牙应有紧密的咬合关系

下颌第二前磨牙排列
（1）在确保上下颌人工牙成二对一的紧密咬合的基础上，尽量把下颌第二前磨牙往远中方向推。
（2）从颊侧观察，上下颌人工牙有正常的覆盖与覆𬌗关系。
（3）从舌侧观察，上下颌人工牙有紧密的咬合关系。必要时，可用咬合纸检查。
（4）使𬌗架模拟工作侧运动，应大致确保同名牙尖相对

下颌第二磨牙排列
同下颌第一磨牙

下颌第一前磨牙排列
同下颌第二前磨牙

𬌗平衡的调整
（1）用蓝色咬合纸完成正中𬌗的调整。
（2）用红色咬合纸完成前伸𬌗的调整。
（3）用绿色咬合纸完成侧方𬌗的调整

三、注意事项

（1）蜡刀不宜烧得过冷或过热。

（2）由于蜡有收缩性，故待蜡略固化发白后，再放置人工牙。

（3）加热蜡刀，固定人工牙。

（4）上颌前牙颈部向远中倾斜角度：侧切牙＞尖牙＞中切牙。

相关拓展

舌向集中𬌗 舌向集中𬌗是适用于牙槽嵴重度吸收的无牙颌患者的一种改良𬌗型，正中𬌗时只有上颌义齿后牙舌尖与对𬌗的下颌后牙中央沟接触，而颊尖脱离接触，每对上下对𬌗后牙只有一个正中支持。

舌向集中𬌗的适应证为重度牙槽嵴吸收、松软牙槽嵴、刀状牙槽嵴，或𬌗关系正常、颌间距离大的患者。

测试题

一、单选题

1. 以下排牙措施中正确的是（　　）

A. 上颌后牙颊尖位于牙槽嵴顶上

B. 上颌后牙颊尖位于牙槽嵴舌侧

C. 上颌后牙舌尖位于牙槽嵴舌侧

D. 上颌后牙舌尖位于牙槽嵴顶上

E. 上颌后牙舌尖位于牙槽嵴颊侧

正确答案：D

2. 全口义齿排牙时是否排成正常牙列，主要依赖于（　　）

A. 颌弓的形态

B. 颌弓的大小

C. 颌间距离的大小

D. 牙槽嵴的吸收程度

E. 上下颌牙弓的水平关系

正确答案：E

3. 正常覆盖时，上颌切牙切缘到下颌切牙唇面的距离是（　　）

A. 0mm

B. 3mm 以内

C. 3~5mm

D. 5~7mm

E. 7mm 以上

正确答案：B

4. 全口义齿解剖式人工牙常规排列时，与𬌗平面不接触的是（　　）

A. 上颌中切牙切缘

B. 上颌尖牙牙尖

C. 上颌第一前磨牙舌尖

D. 上颌第二前磨牙颊尖

E. 上颌第一磨牙舌尖

正确答案：C

答案解析： 全口义齿解剖式人工牙排列时，中切牙的切缘、尖牙牙尖、前磨牙颊尖和第一磨牙的舌尖在𬌗平面上，第一前磨牙舌尖在𬌗平面上 1mm，C 符合题意，故选 C。

5. 上颌第一磨牙近中颊尖离开𬌗平面（　　）

A. 0mm

B. 0.5mm

C. 1.0mm

D. 1.5mm

E. 2.0mm

正确答案：B

6. 下颌前牙切缘高于𬌗平面（　　）

A. 0mm

B. 0.5mm

C. 1.0mm

D. 1.5mm

E. 2.0mm

正确答案：C

7. 上颌侧切牙离开𬌗平面（　　）

A. 0mm

B. 0.5mm

C. 1.0mm

D. 1.5mm

E. 2.0mm

正确答案：B

8. 上颌第一前磨牙颊尖离开𬌗平面（　　）

A. 0mm

B. 0.5mm

C. 1.0mm

D. 1.5mm

E. 2.0mm

正确答案：A

9. 上颌第二磨牙近中颊尖离开𬌗平面（　　）

A. 0mm

B. 0.5mm

C. 1.0mm

D. 1.5mm

E. 2.0mm

正确答案：D

二、简答题

全口义齿前牙的排列原则是什么？

答：（1）牙弓弧度与𬌗堤弓一致。

（2）浅覆盖、浅覆𬌗。

（3）保持丰满度。

（4）牙列弧度要与颌弓一致。

（5）排牙要体现患者的个性。

（教材编写：赵立军　邢青霞　孙　曜　胡　佳　林　欣

视频录制：赵立军　林　欣　孙　曜　胡　佳

审　校：黄呈森　林　欣）

实训九

全口义齿蜡基托的塑形

扫描二维码，观看操作视频

案例导入

全口义齿制作工艺流程表

订单编号：		送单时间：		
医生姓名：		患者姓名：		

序号	项目	选择加工项目	技师姓名	备注
1	无牙颌模型的灌注			
2	全口义齿树脂暂基托的制作			
3	全口义齿标准蜡殆堤的制作			
4	全口义齿平均值殆架的固定			
5	全口义齿的排牙			
6	全口义齿蜡基托的塑型	√		
7	全口义齿的装盒			
8	全口义齿的去蜡、充胶			
9	全口义齿热处理、开盒与咬合关系确认			
10	全口义齿的打磨抛光			

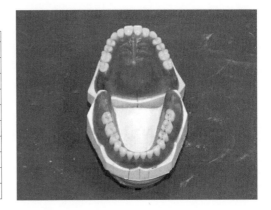

记忆链接

全口义齿蜡基托的塑形主要包括蜡基托边缘伸展及牙龈形态塑形2个部分。

塑形范围是从人工牙的颈缘至基托边缘线，包括牙根凸度和牙龈形状，直至形成全口义齿蜡基托磨光面的形状。其形态不仅关系到咀嚼、发音、美观，还牵涉到与颊黏膜和舌外形的适合性，对义齿的固位和稳定也有很大影响。

技术操作

一、目的

完成蜡型牙龈和基托的修整，包括蜡基托边缘伸展及牙龈形态塑形2个部分的操作。

二、操作规程

准备

（1）检查人工牙位置的准确性。由于蜡放置时间较长易收缩，从而导致人工牙位置偏移而影响咬合关系，所以在蜡基托塑形前应检查上下颌的咬合关系是否发生改变，如果改变应及时调整。

（2）物品准备。蜡刀、蜡勺、酒精灯、酒精喷灯、红蜡片、软毛刷。

（3）操作前准备。在工作模型上涂分离剂，以便蜡型完成后能顺利取下

操作方法

基托唇颊侧牙龈形态加蜡塑形

（1）观察人工牙的牙体长轴，根据解剖学牙颈线的位置和形状判断牙龈的形状和厚度，据此加蜡形成牙龈的外形。

（2）从𬌗面看，牙龈缘要体现游离龈包裹牙颈线并与之平行的带状形态。表现为唇轴嵴部略凸，左右两侧按牙根的形状内收，整体厚度约为 2mm。

（3）根据牙根粗细及系带和肌肉的走向等，在牙龈下方加蜡形成牙槽隆突。

（4）加蜡时应注意体现牙槽隆突的质感，其宽度和突度要略大于牙根，中部的突起斜向远中，左右两侧按牙根的形状向龈方内收。

（5）对于牙根粗壮的单根及多根牙，因其牙根长而宽，需表现牙槽隆突，如上颌中切牙、上下尖牙及上下磨牙。

（6）对于牙根狭窄的单根牙及双根牙，因其牙根狭窄，需体现牙龈缘。如上颌侧切牙、下颌切牙、上下颌前磨牙

牙龈形态修整

（1）形成符合义齿间隙的形状后，观察人工牙牙面的倾斜度，为使牙颈部及牙龈缘与牙龈自然衔接，削除过剩的蜡，修整基托形态，检查已雕刻成型的部分是否符合要求。

（2）使雕刻刀与前牙唇侧牙面成 60°，与后牙颊侧牙面成 45°，逐个雕刻，使龈缘线对称、清晰。

（3）用雕刻刀在两牙之间的近远中面及龈𬌗方向雕出龈乳头和略微内陷的龈外展隙。

（4）使牙龈缘的凸与其下方的凹流畅衔接，并使其光洁，以便抛光

牙根突的塑形

在基托的唇颊面用雕刻刀雕刻出各牙的根部外形。根据相应牙根的外形和长度要求先雕刻出牙根凸度的位置和长度，再用刮匙修出微微隆起、隐约可见的牙根外形

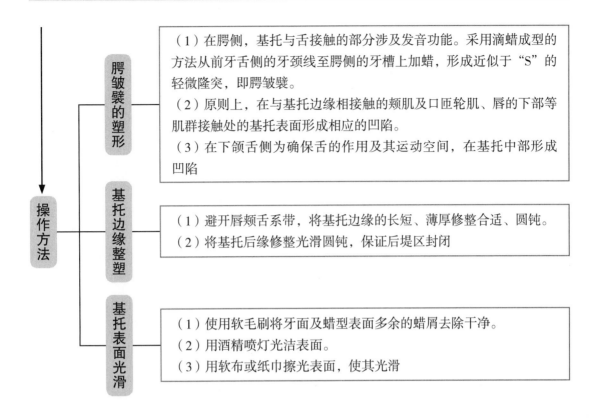

操作方法

腭皱襞的塑形
（1）在腭侧，基托与舌接触的部分涉及发音功能。采用滴蜡成型的方法从前牙舌侧的牙颈线至腭侧的牙槽上加蜡，形成近似于"S"的轻微隆突，即腭皱襞。
（2）原则上，在与基托边缘相接触的颊肌及口匝轮肌、唇的下部等肌群接触处的基托表面形成相应的凹陷。
（3）在下颌舌侧为确保舌的作用及其运动空间，在基托中部形成凹陷

基托边缘整塑
（1）避开唇颊舌系带，将基托边缘的长短、薄厚修整合适、圆钝。
（2）将基托后缘修整光滑圆钝，保证后堤区封闭

基托表面光滑
（1）使用软毛刷将牙面及蜡型表面多余的蜡屑去除干净。
（2）用酒精喷灯光洁表面。
（3）用软布或纸巾擦光表面，使其光滑

三、注意事项

（1）上蜡过程中，应注意不能使人工牙移位而导致咬合变形。

（2）牙根之间的部位与龈缘和义齿边缘之间应形成凹凸状，各凹凸边缘应顺滑。

（3）用酒精喷灯吹光表面时，应避免在局部加热过度，使蜡熔化，应快速掠过蜡型表面。

测试题

一、单选题

1. 牙龈蜡型修整时，牙根凸度最明显的牙是（   ）

A. 上颌尖牙

B. 上颌中切牙

C. 上颌第一磨牙

D. 下颌第一磨牙

正确答案：A

2. 牙龈加蜡时，一般需要加的厚度是（   ）

A. 1mm

B. 2mm

C. 3mm

D. 4mm

正确答案：B

二、简答题

简述基托蜡型的修整流程。

答：（1）唇颊侧加蜡。

（2）唇颊侧雕刻。

（3）舌侧的牙龈雕刻。

（4）腭侧的牙龈雕刻。

（5）基托边缘整塑。

（6）基托表面光滑。

（教材编写：赵立军　孟　琨　孙　曜　林　欣　胡　佳

视频录制：赵立军　孙　曜　林　欣　胡　佳

审　校：黄呈森　林　欣）

实训十

全口义齿的装盒

扫描二维码，观看操作视频

案例导入

全口义齿制作工艺流程表

订单编号：░░░░░░░ 送单时间：░░░░░░░
医生姓名：░░░░░░░ 患者姓名：░░░░░░░

序号	项目	选择加工项目	技师姓名	备注
1	无牙颌模型的灌注			
2	全口义齿树脂暂基托的制作			
3	全口义齿标准蜡殆堤的制作			
4	全口义齿平均值殆架的固定			
5	全口义齿的排牙			
6	全口义齿蜡基托的塑型			
7	全口义齿的装盒	✓	░░░░░░	
8	全口义齿的去蜡、充胶			
9	全口义齿热处理、开盒与咬合关系确认			
10	全口义齿的打磨抛光			

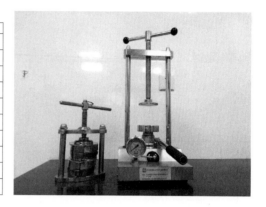

记忆链接

全口义齿的装盒是在型盒内用石膏将模型连同义齿蜡型按一定方式包埋起来。常见的装盒方法有3种。

1. 正装法 又称整装法，是将模型、支架及人工牙的唇（颊）面包埋在下层型盒内，只暴露人工牙的腭（舌）面及蜡基托的光滑面。待石膏硬固后，涂以分离剂，装上层型盒。

2. 反装法 又称分装法或倒置法，是将模型包埋固定在下层型盒的石膏内，支架、蜡基托和人工牙均暴露于下层型盒包埋石膏之外。涂分离剂后，装好上层型盒。适用于全口义齿。

3. 混装法 又称混合法，是将模型和支架包埋固定在下层型盒的石膏内，暴露人工牙及蜡基托。将蜡开盒后，人工牙被翻置于上层型盒内，充填树脂分别在上下型盒内进行。适用于可摘局部义齿。

技术操作

一、目的

经加热去除蜡型，在型盒内形成蜡型的型腔，便于充填树脂以代替蜡型。

二、操作规程

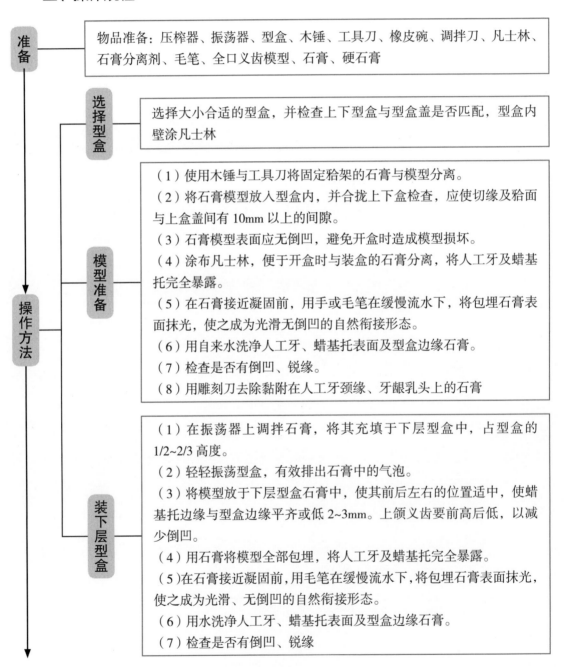

准备

物品准备：压榨器、振荡器、型盒、木锤、工具刀、橡皮碗、调拌刀、凡士林、石膏分离剂、毛笔、全口义齿模型、石膏、硬石膏

操作方法

选择型盒

选择大小合适的型盒，并检查上下型盒与型盒盖是否匹配，型盒内壁涂凡士林

模型准备

（1）使用木锤与工具刀将固定𬌗架的石膏与模型分离。

（2）将石膏模型放入型盒内，并合拢上下盒检查，应使切缘及𬌗面与上盒盖间有 10mm 以上的间隙。

（3）石膏模型表面应无倒凹，避免开盒时造成模型损坏。

（4）涂布凡士林，便于开盒时与装盒的石膏分离，将人工牙及蜡基托完全暴露。

（5）在石膏接近凝固前，用手或毛笔在缓慢流水下，将包埋石膏表面抹光，使之成为光滑无倒凹的自然衔接形态。

（6）用自来水洗净人工牙、蜡基托表面及型盒边缘石膏。

（7）检查是否有倒凹、锐缘。

（8）用雕刻刀去除黏附在人工牙颈缘、牙龈乳头上的石膏

装下层型盒

（1）在振荡器上调拌石膏，将其充填于下层型盒中，占型盒的 1/2~2/3 高度。

（2）轻轻振荡型盒，有效排出石膏中的气泡。

（3）将模型放于下层型盒石膏中，使其前后左右的位置适中，使蜡基托边缘与型盒边缘平齐或低 2~3mm。上颌义齿要前高后低，以减少倒凹。

（4）用石膏将模型全部包埋，将人工牙及蜡基托完全暴露。

（5）在石膏接近凝固前，用毛笔在缓慢流水下，将包埋石膏表面抹光，使之成为光滑、无倒凹的自然衔接形态。

（6）用水洗净人工牙、蜡基托表面及型盒边缘石膏。

（7）检查是否有倒凹、锐缘

操作方法	装上层型盒	（1）在下层型盒石膏凝固后，涂布石膏分离剂。 （2）用毛笔在义齿表面涂布一层硬石膏浆，以准确再现蜡基托形态。 （3）在硬石膏硬固后，安放上层型盒，检查上下型盒是否紧密接触。 （4）在振荡器上调拌石膏，并在振荡器上灌注石膏进行包埋。 （5）石膏浆注满上层型盒后，加盖，放压榨器上压紧，防止石膏凝固膨胀

三、注意事项

（1）检查型盒是否匹配，保证紧密。

（2）将模型放于下层型盒石膏中，前后左右的位置要适中，避免形成倒凹。

（3）装下层型盒时，调拌石膏稀稠度要合适。

（4）牙颈部、牙间隙处避免形成气泡。

（5）装下层型盒时，包埋固定后的石膏表面应连续平缓，避免形成高尖、陡坡及倒凹，防止开盒困难或模型损坏。

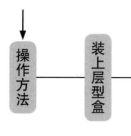

测试题

一、单选题

1. 全口义齿的装盒方法是（　　）

A. 正装法

B. 反装法

C. 混装法

D. 反装法或混装法

E. 混装法或正装法

正确答案： B

答案解析： 反装法又称分装法或倒置法，是将模型包埋固定在下层型盒的石膏内，支架、蜡基托和人工牙均暴露于下层型盒包埋石膏之外。涂分离剂后，装好上层型盒。适用于全口义齿。

2. 常用的石膏分离剂不包括（　　）

A. 肥皂液

B. 藻酸盐分离剂

C. 凡士林

D. 70% 水玻璃分离剂

E. 石膏专用分离剂

正确答案： D

答案解析： 水玻璃分离剂一般使用 30% 的水溶液，浓度过高会使石膏表面变粗糙。

二、简答题

简述灌注上层型盒的注意事项。

答：（1）石膏勿调拌得过稠。

（2）注入时要振荡型盒以排出气泡。

（3）为防止牙颈部和牙间隙处产生气泡，可用排笔蘸石膏浆在这些部位先涂布一层。

（教材编写：孙　曜　邢青霞　赵立军　胡　佳　林　欣

视频录制：胡　佳　赵立军　孙　曜　林　欣

审　校：黄呈森　林　欣）

实训十一

全口义齿的去蜡、充胶

扫描二维码，观看操作视频

案例导入

全口义齿制作工艺流程表

订单编号：　　　　　　　　　送单时间：
医生姓名：　　　　　　　　　患者姓名：

序号	项目	选择加工项目	技师姓名	备注
1	无牙颌模型的灌注			
2	全口义齿树脂暂基托的制作			
3	全口义齿标准蜡殆堤的制作			
4	全口义齿平均值殆架的固定			
5	全口义齿的排牙			
6	全口义齿蜡基托的塑型			
7	全口义齿的装盒			
8	全口义齿的去蜡、充胶	√		
9	全口义齿热处理、开盒与咬合关系确认			
10	全口义齿的打磨抛光			

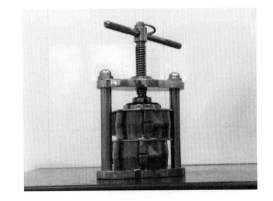

记忆链接

　　全口义齿蜡型装盒后，需经过加热处理，使蜡熔化去除，从而形成石膏型腔，在型腔内填充义齿基托树脂材料，从而完成义齿基托由蜡向树脂材料的转换，此操作过程即为全口义齿制作的去蜡、充胶。

技术操作

一、目的

　　对完成装盒的全口义齿蜡型进行加热处理，使蜡熔化去除，形成石膏型腔，在型腔内填充义齿基托树脂材料，完成全口义齿制作的去蜡、充胶环节。

二、操作规程

准备　——　物品准备：完成装盒的全口义齿蜡型型盒、热处理机、压榨器、型盒固定架、雕刻刀、调拌刀、基托树脂粉、牙托水、调拌杯、分离剂、毛笔、玻璃纸等

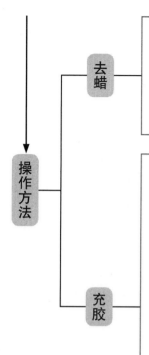

去蜡	（1）将型盒放入70~80℃以上热水中浸泡约10分钟，使蜡型软化。 （2）打开型盒，去除软蜡。 （3）经烫盒处理后，去净模型组织面上的石膏及菲边等，石膏型腔内仍有余蜡残留。 （4）用热水冲洗至无蜡残留
充胶	（1）涂分离剂。用毛笔将型盒内模型和包埋石膏表面涂一薄层分离剂，不能涂在人工牙表面。须顺一个方向涂布，切忌反复涂擦。 （2）调拌树脂。根据基托的大小与厚度，按照树脂基托的材料要求，严格遵守水粉比例，取适量基托树脂粉和牙托水。一般基托树脂粉上颌为15g，下颌为10g。取牙托水放入调拌杯，再加入基托树脂粉，粉液混匀后加盖静置，以免牙托水挥发。 （3）充填树脂。观察树脂材料达到面团期，用手将树脂揉捏均匀后，填入型腔。 （4）试压。在上下型盒间衬垫玻璃纸，置于压榨器上徐徐加压。各处边缘有多余树脂挤出，说明填塞充足；若边缘无多余树脂被挤出来，则表明充填不足，应添加树脂。打开型盒，揭除玻璃纸，切除多余菲边。在人工牙盖嵴部涂少量单体。 （5）闭盒。将上下型盒闭合，用压榨器压紧，取下型盒，放在型盒固定架上固定

三、注意事项

（1）去蜡时，时间不能过长或过短。

（2）如有人工牙掉落，注意保管，待去蜡完成后再放回原位。

（3）按照树脂基托的材料要求，严格遵守水粉比例。

（4）充胶以面团期最佳，如过晚，可造成充填困难，压坏模型，咬合升高。

相关拓展

充胶，即树脂充填，包括4种方法：手工充填法、机械充填法、注塑法和灌注法。

1.手工充填法 手工充填法是用手指把凝固至面团期的树脂材料充填到型腔，经数次加压，去除菲薄边缘，完成充填的方法。

2.**机械充填法** 机械充填法是将牙托粉通过加热变为黏流体，再通过注塑成型机的注塞，以极大的压力将黏流体态的聚甲基丙烯酸甲酯（PMMA）注入型腔内。其优点是不添加单体，基托机械强度好，形态准确性、组织面的适合性好；缺点是需使用专用设备，操作复杂，价格昂贵，仅适合于一次大批量制作义齿。

3.**注塑法** 注塑法是使用聚氨酯热塑性树脂，经230℃约20分钟熔融后，通过注塑机高压注入型腔。其优点是制作精度高，具备一定的韧性，因单体含量极小，生物安全性好。

4.**灌注法** 灌注法是用石膏、硅橡胶或琼脂包埋，把呈糊状的室温固化型浇筑式牙托粉沿灌注道注满型腔。

测试题

一、单选题

1. 全口义齿充胶时，压坏模型并可能引起咬合增高的原因是（　　）

A. 充胶时树脂过硬

B. 充胶时手和器械不干净

C. 暴露在空气中单体挥发

D. 关闭型盒前人工牙与基托之间未使用单体溶胀

E. 试压后玻璃纸未去除干净

正确答案：A

2. 加压型盒时，上下型盒的边缘未紧密接触，常常会导致（　　）

A. 降低咬合

B. 升高咬合

C. 出现气泡

D. 充填不全

E. 义齿强度增高

正确答案：B

3. 装盒、充胶中出现基托颜色不一致的原因中错误的是（　　）

A. 塑料调拌不均匀

B. 局部单体的挥发

C. 反复多次添加树脂

D. 试压后玻璃纸未去除

E. 充胶时手和器械不干净

正确答案：D

4. 全口义齿装盒完成后，待石膏完全凝固后，为了使蜡型受热变软，将型盒浸入80°以上的热水中浸泡（　　）

A. 1~5 分钟

B. 5~8 分钟

C. 10~15 分钟

D. 20~25 分钟

E. 以上都可以

正确答案：C

二、简答题

简述全口义齿充胶的主要步骤。

答：全口义齿充胶的主要步骤包括充胶前准备、涂布分离剂、调拌树脂、充填树脂、试压、闭盒。

（教材编写：胡　佳　赵志华　林　欣　孙　曜　赵立军

视频录制：胡　佳　林　欣　孙　曜　赵立军

审　校：黄呈森　林　欣）

实训十二

全口义齿的热处理、开盒与咬合关系确认

扫描二维码，观看操作视频

案例导入

全口义齿制作工艺流程表

订单编号：
医生姓名：

送单时间：
患者姓名：

序号	项目	选择加工项目	技师姓名	备注
1	无牙颌模型的灌注			
2	全口义齿树脂暂基托的制作			
3	全口义齿标准蜡殆堤的制作			
4	全口义齿平均值殆架的固定			
5	全口义齿的排牙			
6	全口义齿蜡基托的塑型			
7	全口义齿的装盒			
8	全口义齿的去蜡、充胶			
9	全口义齿热处理、开盒与咬合关系确认	√		
10	全口义齿的打磨抛光			

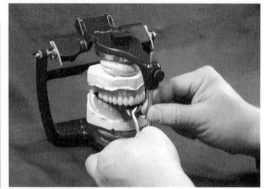

记忆链接

全口义齿树脂基托的热处理是将填塞好的树脂加压后加热处理，使其逐渐聚合固化成型的工艺过程。热处理可采用水浴加热法和干式聚合法，目前常采用水浴加热法。

技术操作

一、目的

全口义齿的树脂材料经过热处理后固化成型，将其取出型盒（开盒），以备打磨、抛光。

二、操作规程

准备  物品准备：热处理机、螺丝刀、石膏剪、木锤等

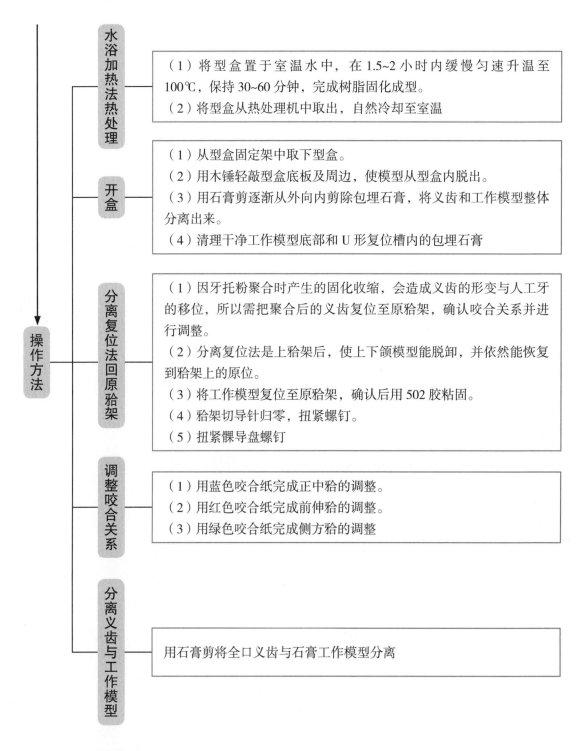

三、注意事项

（1）水浴加热法进行热处理时水温不能升温过快，避免产生气泡。

（2）分离包埋石膏时，确保将义齿和工作模型整体分离出来。

（3）为确保复位的准确性，须保证 U 形复位槽形态完整。

（4）确保𬌗架切导针归零，还原原有的颌位关系。

（5）剪除石膏的过程中注意判断剪刀所产生的分裂力的方向，防止基托折断，特别是下颌义齿。

相关拓展

全口义齿热处理的干式聚合法如下。

（1）利用压榨机上下加压板中的热源加热使树脂聚合，热源可来自电炉丝或电磁加热器。

（2）使用配套的非金属型盒及树脂，在微波炉产生的微波下使树脂聚合。

测试题

一、单选题

1. 在全口义齿树脂基托较厚的部分形成微孔的原因主要为（　　）

A. 单体过多

B. 填塞树脂的时机过早

C. 填塞树脂时压力不够

D. 树脂填塞不足

E. 热处理时加温过快

正确答案：E

2. 在义齿整个基托内可见有分布均匀的细小微孔存在的原因主要为（　　）

A. 单体过少

B. 填塞树脂的时机过早

C. 填塞树脂时压力不够

D. 树脂填塞不足

E. 热处理时加温过快

正确答案：A

3. 导致义齿变形的原因中错误的是（　　）

A. 基托的厚薄不均匀

B. 热处理加温过快

C. 在面团期填塞树脂

D. 装盒出现倒凹，在充胶过程中损坏模型

E. 热处理后，型盒骤然冷却

正确答案：C

二、简答题

树脂热处理中产生气泡的原因是什么？

答：（1）树脂填塞不足或充填过早。

（2）热处理过快。

（3）单体过多或后填加，调拌不均。

（4）材料本身性能不佳。

（教材编写：孙　曜　赵志华　赵立军　胡　佳　林　欣

视频录制：孙　曜　赵立军　胡　佳　林　欣

审　校：黄呈森　林　欣）

实训十三

全口义齿的打磨抛光

扫描二维码，观看操作视频

案例导入

全口义齿制作工艺流程表

订单编号：▢▢▢▢　　　送单时间：▢▢▢▢▢
医生姓名：▢▢▢▢　　　患者姓名：▢▢▢▢▢

序号	项目	选择加工项目	技师姓名	备注
1	无牙颌模型的灌注			
2	全口义齿树脂暂基托的制作			
3	全口义齿标准蜡殆堤的制作			
4	全口义齿平均值殆架的固定			
5	全口义齿的排牙			
6	全口义齿蜡基托的塑型			
7	全口义齿的装盒			
8	全口义齿的去蜡、充胶			
9	全口义齿热处理、开盒与咬合关系确认			
10	全口义齿的打磨抛光	✓	▢▢▢	

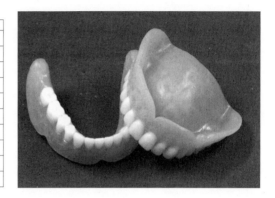

记忆链接

　　磨光后的全口义齿磨光面表面应平整光滑，具有合理的形态，边缘圆钝，外形美观，组织面无异物及树脂瘤。

技术操作

一、目的

　　为减少患者口腔异物感，防止食物在义齿上沉积和义齿材料变质，在临床试戴前需对全口义齿进行磨光和抛光处理。

二、操作规程

准备

　　物品准备：上下颌全口义齿、技工打磨机、抛光机，粗、细纹的钨钢钻，细金刚砂车针、刀边砂石、细裂钻、圆钻、小砂石钻、橡胶磨头、湿布轮、绒轮、绒锥、短黑毛刷、细石英砂糊剂、抛光膏

操作方法

基托边缘的磨平

（1）先用粗纹的钨钢钻将义齿基托过长、过厚、菲边的部分磨去。

（2）用细金刚砂车针或刀边砂石修出 V 字形系带切迹，要与系带运动范围相适应，避免过大影响边缘封闭。

（3）研磨时，基托组织面向上，便于掌握磨除基托边缘的多少，使其厚薄一致。磨除量大时可加重压力，磨除量小时可轻压。一般先重后轻，使义齿磨光面逐渐平整。

（4）磨边缘时，应将磨头与基托垂直。

（5）经粗磨后，基托边缘应圆钝，磨光面向组织面要形成自然过渡，不能形成锐角

基托磨光面的磨平

（1）如果义齿基托蜡型塑形规范，义齿出盒后，基托磨光面能保持义齿蜡型的原有光滑度，不用再进行粗研磨。

（2）如需研磨，用细纹的钨钢钻、橡胶磨头等研磨义齿磨光面。

（3）用细裂钻等去除牙颈部和邻间隙的石膏与树脂瘤，不能磨到人工牙

组织面的修整

用裂钻、圆钻、小砂石钻将组织面上的树脂瘤、尖锐凸起以及石膏残渣等小心磨除

精细磨平

（1）经过上述对各处进行研磨后，基托已具备基本形态。

（2）用橡胶磨头将整个磨光面轻轻打磨一遍，使之更加平整光滑

基托磨光面的抛光

用湿布轮或绒锥加细石英砂糊剂进行抛光。抛光时注意要点：①润湿布轮；②不停地加入细石英砂糊剂；③掌握用力的大小和方向，从不同的角度磨光，避免同一方向打磨过度形成沟槽

牙间隙的抛光

用短的黑毛刷加细石英砂糊剂进行抛光。抛光时注意要点：①短促有力地间断加压；②不停地加入细石英砂糊剂，以保持表面湿润，降温，提高抛光效率；③抛光时要对准牙间隙，尽量保护牙面

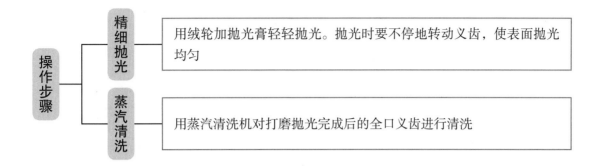

三、注意事项

（1）注意打磨抛光的先后顺序，由粗到细，先平后光。

（2）注意速度与力度，防止义齿摩擦产热，造成基托表面焦化，破坏表面形态。

（3）注意保护义齿磨光面形态。

（4）务必拿稳义齿，防止义齿在高速抛光下脱手，造成损坏。

（5）操作时应注意支点稳固，防止意外受伤。

相关拓展

磨光工具指打磨修复体的各类钻针、磨头、磨轮和磨片。

1. 普通钢钻针及磨头　材料为碳素工具钢，一般加工成裂钻、圆钻和倒锥钻。主要用作低速车针，切削树脂类义齿和牙体组织。

2. 钨钢钻针及磨头　主要材料成分为碳化钨，是一种硬质合金。钨钢钻针有裂钻、圆钻和倒锥钻等，也有各种低速用的磨头。可以用来切削义齿基托和牙体组织，也可用于抛光。

3. 金刚砂钻针及磨头　成分为碳化硅，又叫人造金刚石，硬度仅次于天然金刚石。可制成不同颗粒大小和不同形态的钻针、磨轮、磨片，或粘接做成砂布、砂纸，有时和刚玉一起制成磨具使用。可用于切削牙体组织、金属及树脂类修复体。

4. 金刚石钻针及磨头　为碳的结晶体，是最硬的口腔用材料。切削效果非常好，但切削金属和树脂等韧性、塑性较大的材料时易引起表面淤塞，一般只能在冷却水冲刷的条件下切削牙体硬组织、陶瓷等硬而脆的材料，不宜用于加工金属、塑料等韧性较大的材料。

测试题

一、单选题

1. 细磨的目的是（　　）

A. 使义齿表面高度光滑

B. 外形美观

C. 戴入后感觉舒适，食物不易沉积

D. 以上都是

正确答案：D

2. 基托磨光面的抛光应（　　）

A. 用短的黑毛刷加细石英砂糊剂

B. 用湿布轮加细石英砂糊剂

C. 黑毛刷的刷毛软硬适宜，没有弹性

D. 黑毛刷的刷毛长度最好为 25mm

正确答案：B

3. 磨光后的全口义齿磨光面表面平整光滑，应具备的特点是（　　）

A. 合理的形态

B. 边缘圆钝

C. 外形美观

D. 以上都是

正确答案：D

二、判断题

1. 粗磨的目的是磨去基托过长、过厚、菲边及磨光面过凸之处。

正确答案：对

答案解析： 粗磨的目的主要是磨去基托过长、过厚、菲边以及磨光面过凸之处，使义齿边缘圆钝，具有合理的形态。

2.磨除过长的基托，较大的菲边使用布轮。

正确答案：错

答案解析：磨除过长的基托，较大的菲边使用粗磨头、大砂轮、钨钢磨头。

三、简答题

简述粗磨和细磨的概念。

答：（1）粗磨是指用各种磨具对义齿表面进行修整，以减少其表面粗糙度的加工过程。其目的主要是磨去基托过长、过厚、菲边以及磨光面过凸之处，使义齿边缘圆钝，具有合理的形态。

（2）细磨是指对义齿表面进行光亮处理的过程。其目的是为了使义齿表面高度光滑，外形美观，戴入口腔后患者感觉舒适，食物不易沉积，材料不易变质。

（教材编写：孙　曜　石　娟　林　欣　赵立军　胡　佳
视频录制：孙　曜　林　欣　赵立军　胡　佳
审　校：黄呈森　林　欣）

实训十四

全口义齿折断、折裂的自凝树脂修理

案例导入

患者，男，70岁，主诉一天前吃硬东西时下颌全口假牙折断，要求修复。检查发现下颌牙槽嵴低平，牙弓前份有骨突，下颌总义齿从唇系带缓冲区到舌系带缓冲区处折断成两截。请问应如何修补？

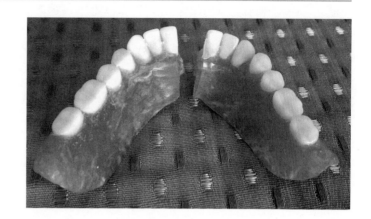

记忆链接

全口义齿基托是由热凝树脂修复而成，厚度为 2~2.5mm。

技术操作

一、目的

（1）熟练掌握全口义齿基托断裂的修理方法及步骤。

（2）熟练掌握全口义齿人工牙折断的修理方法及步骤。

二、全口义齿基托折裂和折断的原因

（1）不慎将义齿掉到地上造成的基托折裂或折断。

（2）两侧后牙排列在牙槽嵴顶外侧，咬合时以牙槽嵴为支点或上颌硬区为支点，造成基托左右翘动，并造成义齿的纵裂。

（3）由于牙槽嵴的吸收，使基托组织面与组织之间不密合，义齿翘动而使义齿折裂。

（4）因咬合应力分布不均匀，尤其是应力集中在前牙腭侧中线区，导致基托纵裂。

三、操作规程

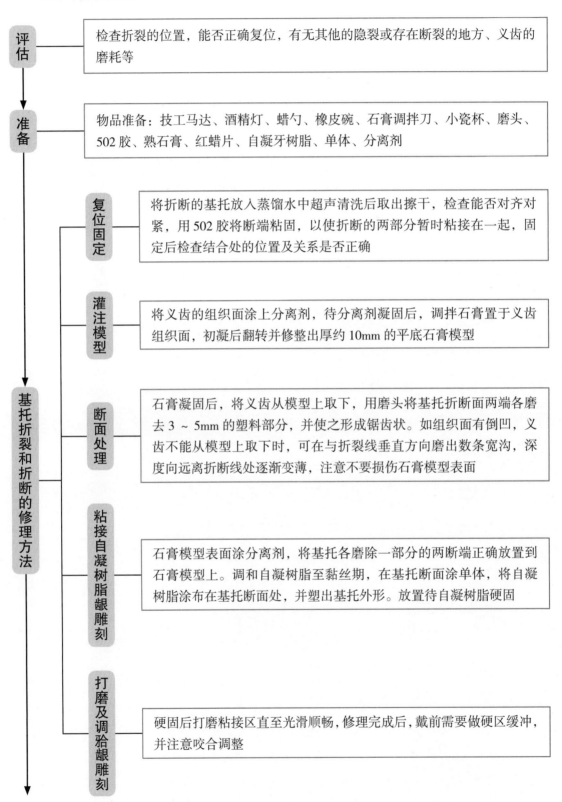

| 评估 | 检查折裂的位置，能否正确复位，有无其他的隐裂或存在断裂的地方、义齿的磨耗等 |

| 准备 | 物品准备：技工马达、酒精灯、蜡勺、橡皮碗、石膏调拌刀、小瓷杯、磨头、502 胶、熟石膏、红蜡片、自凝牙树脂、单体、分离剂 |

基托折裂和折断的修理方法

| 复位固定 | 将折断的基托放入蒸馏水中超声清洗后取出擦干，检查能否对齐对紧，用 502 胶将断端粘固，以使折断的两部分暂时粘接在一起，固定后检查结合处的位置及关系是否正确 |

| 灌注模型 | 将义齿的组织面涂上分离剂，待分离剂凝固后，调拌石膏置于义齿组织面，初凝后翻转并修整出厚约 10mm 的平底石膏模型 |

| 断面处理 | 石膏凝固后，将义齿从模型上取下，用磨头将基托折断面两端各磨去 3 ～ 5mm 的塑料部分，并使之形成锯齿状。如组织面有倒凹，义齿不能从模型上取下时，可在与折裂线垂直方向磨出数条宽沟，深度向远离折断线处逐渐变薄，注意不要损伤石膏模型表面 |

| 粘接自凝树脂龈雕刻 | 石膏模型表面涂分离剂，将基托各磨除一部分的两断端正确放置到石膏模型上。调和自凝树脂至黏丝期，在基托断面涂单体，将自凝树脂涂布在基托断面处，并塑出基托外形。放置待自凝树脂硬固 |

| 打磨及调𬌗龈雕刻 | 硬固后打磨粘接区直至光滑顺畅，修理完成后，戴前需要做硬区缓冲，并注意咬合调整 |

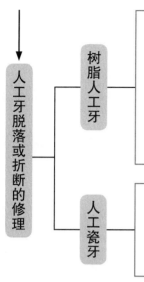

		首先磨去义齿上折断的牙冠，并将牙窝牙形扩大，主要磨去舌侧牙窝，基托唇侧龈缘尽量保留，以利于美观。选择与同名牙形态大小相近的人工牙，调磨盖嵴部使之与牙窝贴合。如果原人工牙整个脱落出来，则可仍使用原人工牙，将盖嵴部打磨粗糙，或预备出固位洞型。 在人工牙的盖嵴部和牙窝内涂布单体溶胀，调整好咬合关系，调拌自凝树脂于黏丝期填入牙窝内，将人工牙放置到正确位置，调整咬合并塑形，待树脂凝固后打磨抛光即可
	人工瓷牙	用裂钻从舌侧龈缘处去除树脂，并将折断瓷牙去除，并适当扩大基托上的牙窝。同样按照折断的人工牙的形状、颜色选择相近的瓷牙，用调拌好的自凝树脂，从扩大的牙窝内填入，安放人工牙，并调整咬合、塑形。待树脂完全凝固后，磨光后完成修复

(人工牙脱落或折断的修理 — 树脂人工牙 / 人工瓷牙)

四、注意事项

（1）折断的断面对位要准确。

（2）灌注模型前应涂分离剂。

（3）后牙折断或脱落修理时特别要注意恢复正确咬合关系，修理完成后要调𬌗，以消除咬合高点。

测试题

一、单选题

1.在全口义齿基托折裂修复时，两断端需各磨去（　　）

A. 1~2mm

B. 3~5mm

C. 0.5mm

D. 5~8mm

正确答案：B

2.基托折断的断面修复一般采用的材料是（　　）

A. 自凝树脂

B. 热凝树脂

C. 光固化树脂

D. 金属加强网

正确答案：A

二、简答题

1.简述全口义齿基托折裂和折断的原因。

答：（1）不慎将义齿掉到地上造成的基托折裂或折断。

（2）两侧后牙排列在牙槽嵴顶外侧，咬合时以牙槽嵴为支点或上颌硬区为支点，造成基托左右翘动，并造成义齿的纵裂。

（3）由于牙槽嵴的吸收，使基托组织面与组织之间不密合，义齿翘动而使义齿折裂。

（4）因咬合应力分布不均匀，尤其是应力集中在前牙腭侧中线区，导致基托纵裂。

2.简述全口义齿基托折裂修复的注意事项。

答：（1）折断的断面对位要准确。

（2）灌注模型前应涂分离剂。

（3）后牙折断或脱落修理时特别要注意恢复正确咬合关系，修理完成后要调𬌗，以消除咬合高点。

（教材编写：邢青霞　孟琨

视频录制：邢青霞　孟琨

审　校：黄呈森　林　欣）

实训十五

全口义齿的热凝树脂重衬

扫描二维码，观看操作视频

案例导入

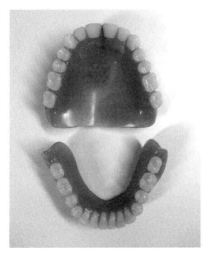 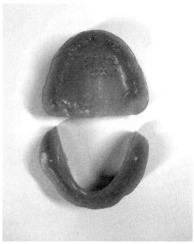

记忆链接

　　重衬是指在全口义齿基托的组织面上衬垫一层树脂材料。对于无牙颌患者而言，由于牙槽嵴的吸收和软组织形态的改变，全口义齿戴用一段时间后，会出现基托组织面与承托区黏膜不密合，从而导致义齿固位不良，甚至可造成因义齿翘动导致基托折裂，因承托组织受力不均导致疼痛和牙槽嵴过度吸收。通过重衬的方法，使衬垫树脂充满不密合的间隙，使基托组织面与周围组织紧密贴合，从而增加义齿的固位力，同时有利于咀嚼压力在承托组织上的合理分布。

　　全口义齿的重衬包括直接法重衬和间接法重衬。直接法重衬是指采用自凝树脂在患者口内直接进行重衬操作。直接法重衬省时、准确，但不适用于对自凝树脂材料过敏者，取下时机需准确把握，过晚易造成黏膜灼伤。

　　间接法重衬是用义齿作为托盘，在患者口内制取功能性印模，将其直接进行装盒、填胶，用热凝树脂替换基托组织面印模材料的一种重衬操作方法。适用于义齿基托边缘过短，基托组织面与承托区黏膜间隙较大，或对自凝树脂过敏的患者。本实训介绍全口义齿的热凝树脂间接法重衬。

技术操作

一、目的

对全口义齿进行热凝树脂重衬，使基托组织面与周围组织紧密贴合，从而增加义齿的固位力，同时有利于咀嚼压力在承托组织上的合理分布，消除黏膜压痛。

二、操作规程

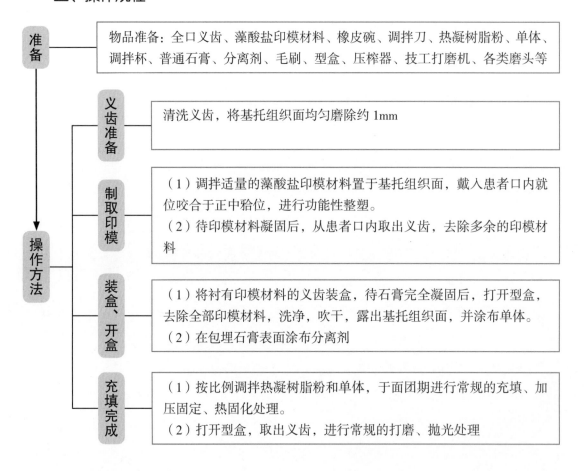

准备		物品准备：全口义齿、藻酸盐印模材料、橡皮碗、调拌刀、热凝树脂粉、单体、调拌杯、普通石膏、分离剂、毛刷、型盒、压榨器、技工打磨机、各类磨头等
操作方法	义齿准备	清洗义齿，将基托组织面均匀磨除约 1mm
	制取印模	（1）调拌适量的藻酸盐印模材料置于基托组织面，戴入患者口内就位咬合于正中𬌗位，进行功能性整塑。 （2）待印模材料凝固后，从患者口内取出义齿，去除多余的印模材料
	装盒、开盒	（1）将衬有印模材料的义齿装盒，待石膏完全凝固后，打开型盒，去除全部印模材料，洗净，吹干，露出基托组织面，并涂布单体。 （2）在包埋石膏表面涂布分离剂
	充填完成	（1）按比例调拌热凝树脂粉和单体，于面团期进行常规的充填、加压固定、热固化处理。 （2）打开型盒，取出义齿，进行常规的打磨、抛光处理

三、注意事项

（1）制取印模时，印模材料量不宜过多、过稠，以免影响义齿垂直距离和正中关系。

（2）将衬有印模材料的义齿装盒时，注意组织面灌注石膏不应有气泡，同时基托磨光面边缘应尽量暴露，以便型盒打开。

相关拓展

　　义齿软衬材料是一类应用于义齿基托组织面，具有一定弹性且无刺激性的义齿衬垫材料。它可以缓冲冲击性咬合力，避免承托区黏膜局部压力过大，减轻或消除压痛，并可提高义齿基托与牙槽嵴黏膜的密合性，改善义齿的固位。适用于低平或刃状牙槽嵴，黏膜薄、支持能力差者。

　　目前市售的弹性义齿衬垫材料主要有丙烯酸树脂类和硅橡胶两种，可采取直接法重衬或间接法重衬，其缺点是不易抛光，易老化变硬，滋生细菌。目前常用的软衬材料最长可维持5年左右。

测试题

一、单选题

1. 下列情况需要进行义齿重衬，除了（　　）

A. 义齿初戴时不贴合、固位不良时需要重衬

B. 全口义齿戴用一段时间后因牙槽嵴吸收导致固位不良

C. 义齿折断修理后导致不密合

D. 刃状牙槽嵴患者，全口义齿修复后广泛性压痛

E. 颌位关系错误

正确答案：E

2. 患者可以一次就诊就能完成的重衬方法是（　　）

A. 间接法重衬

B. 用热凝树脂重衬

C. 对自凝树脂过敏的患者的义齿重衬

D. 义齿基托边缘过短的义齿重衬

E. 自凝软衬材料重衬

正确答案：E

3. 关于间接法重衬的描述正确的是（　　）

A. 优点是省时、准确

B. 缺点是复诊次数多

C. 偶有过敏反应

D. 取下过晚时可灼伤黏膜

E. 一般不采用热凝树脂

正确答案：B

二、名词解释

1. **间接法重衬**　　间接法重衬是用义齿作为托盘，在患者口内制取功能性印模，将其直接进行装盒、填胶，用热凝树脂替换基托组织面印模材料的一种重衬操作方法。

2. 直接法重衬 直接法重衬是指采用自凝树脂在患者口内直接进行重衬操作的方法。

三、简答题

简述全口义齿热凝树脂重衬的主要步骤。

答：全口义齿热凝树脂重衬主要包括 4 个步骤，依次为义齿准备、制取印模、装盒与开盒、充填完成。

（教材编写：赵志华　武会敏

视频录制：孙　曜　赵立军　林　欢　胡　佳

审　校：黄呈森　林　欣）